MEDICAL YOGA 2

康复瑜伽

〔瑞士〕克里斯蒂安·拉森 〔德〕克里斯蒂安妮·沃尔夫 〔奥〕埃娃·哈格尔－福斯滕莱希纳◎著

胡 庆◎译

北京科学技术出版社

重要提示

    医学是随着科学技术的进步与临床经验的积累不断发展的。本书中的所有建议均是作者审慎提出的，尽管如此，本书依然不可替代医疗咨询。如果你想要获得详尽的医学建议，请向有资质的医生咨询。本书的作者、出版社及其委托人都不对读者的任何身体和财产损失负责。

Original German title:

Dr. med. Christian Larsen, Christiane Wolff, Eva Hager-Forstenlechner, Medical Yoga 2, 1st edition

© 2016 TRIAS Verlag in Georg Thieme Verlag KG, Rüdigerstraße 14, 70469 Stuttgart, Germany

Simplified Chinese translation copyright © 2023 by Beijing Science and Technology Publishing Co., Ltd.

著作权合同登记号　图字：01-2022-4818

图书在版编目（CIP）数据

康复瑜伽 /（瑞士）克里斯蒂安·拉森，（德）克里斯蒂安妮·沃尔夫，（奥）埃娃·哈格尔-福斯滕莱希纳著;胡庆译. — 北京 ： 北京科学技术出版社，2023.8

    书名原文: Medical Yoga 2

    ISBN 978-7-5714-2579-1

    Ⅰ. ①康⋯ Ⅱ. ①克⋯ ②克⋯ ③埃⋯ ④胡⋯ Ⅲ.①瑜伽 Ⅳ. ①R161.1

中国版本图书馆CIP数据核字(2022)第172308号

策划编辑：许子怡	电话传真：	0086-10-66135495（总编室）	
责任编辑：田　恬		0086-10-66113227（发行部）	
责任校对：贾　荣	网　　址：	www.bkydw.cn	
图文制作：沐雨轩文化	印　　刷：	北京宝隆世纪印刷有限公司	
责任印制：李　茗	开　　本：	889 mm × 1194 mm　1/20	
出 版 人：曾庆宇	印　　张：	9	
出版发行：北京科学技术出版社	字　　数：	172千字	
社　　址：北京西直门南大街16号	版　　次：	2023年8月第1版	
邮政编码：100035	印　　次：	2023年8月第1次印刷	

ISBN 978-7-5714-2579-1

定　　价：98.00 元

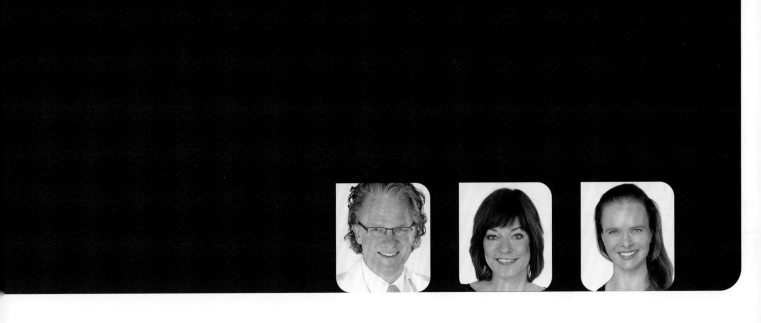

克里斯蒂安·拉森（Christian Larsen），医学博士，瑞士人体螺旋动力医学中心创始人。他的行医宗旨是使患者尽可能摆脱身体活动受到的限制，并使患者了解如何让身体变得更协调。拉森博士从年轻时就开始练习瑜伽，并于1975年第一次到印度参加为期数月的瑜伽学习之旅。此后，他十几次前往印度学习瑜伽。多年以来，他一直担任瑞士瑜伽协会（SYG）和德国瑜伽教练专业协会（BDY）的讲师，主讲哈他瑜伽的解剖学原理和动作精确度。

克里斯蒂安妮·沃尔夫（Christiane Wolff），欧洲首批获得三瑜伽（TriYoga）教师认证的瑜伽教练之一，也是获得瑞士国家认证的体育教练、体操教练以及普拉提教练。她积极参与瑞士和国际的各类疾病预防项目，并将此作为她的瑜伽之旅的一部分。此外，她培训瑜伽教练和普拉提教练，并以出版许多有关瑜伽的图书和DVD而驰名瑜伽界。她极其热爱各种瑜伽技巧，也特别热衷于探索不同观点和哲学之间的联系。

埃娃·哈格尔-福斯滕莱希纳（Eva Hager-Forstenlechner），瑜伽教练、舞蹈家、律师以及人体螺旋动力疗法专家，从事人体螺旋动力疗法和瑜伽的融合研究与实践。除了进行国际瑜伽教学和培训活动以外，她还与丈夫埃克哈德（Ekkehard）一起管理位于奥地利萨尔茨堡的人体螺旋动力疗法瑜伽中心和保健中心。

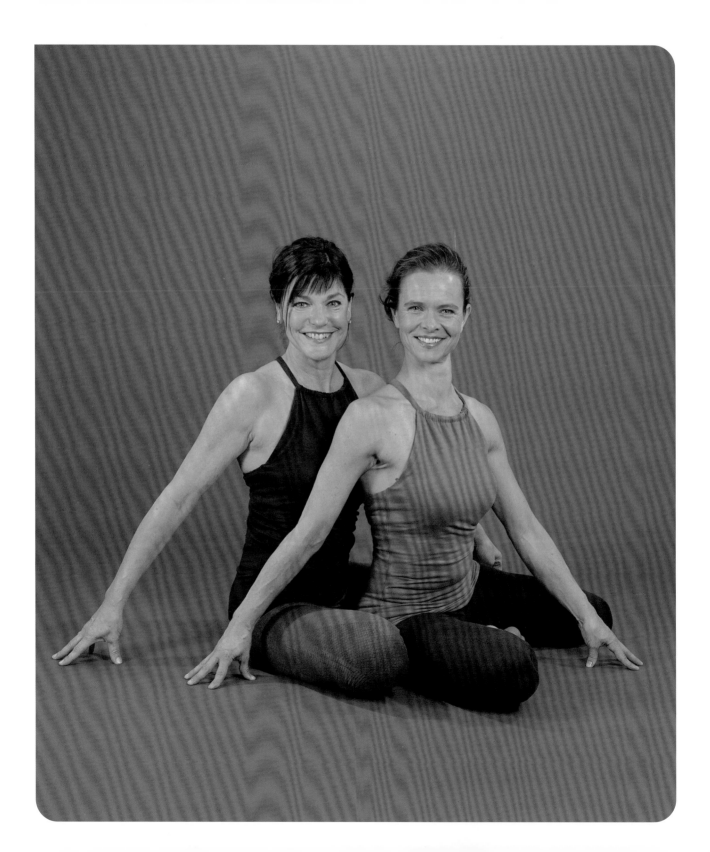

推荐序

在很长一段时间里，瑜伽都被认为是一种柔和的、缓慢的、能够促进身心健康的运动方式。通过练习瑜伽，瑜伽练习者能够从整体上提高身体健康水平，达到解决具体健康问题的效果。现在，越来越多的解剖学和医学方面的研究表明，瑜伽是可以快速、精准地消除身体局部病痛的。

本书是《医学瑜伽》的续作。在《医学瑜伽》中，作者将练习瑜伽与促进健康、预防和治疗疾病结合在一起，为读者介绍了针对现代人常见的54种健康问题的18种瑜伽体式，并提供了具体的练习指导。本书介绍了18种《医学瑜伽》中没有的全新的瑜伽体式，并进行了详细剖析。值得注意的是，本书主要针对运动系统疾病，尤其是受力不当导致的机体磨损类疾病，如膝关节炎、半月板损伤、髂胫束摩擦综合征、十字韧带损伤、髌骨疼痛、髋关节炎、梨状肌综合征、骨性关节炎、扇形足、足外翻、扁平足、高弓足等，聚焦于通过康复瑜伽增强身体机能。此外，本书中的体式对椎间盘问题、椎小关节的过度负荷及椎管狭窄引起的腰背疼痛也有很好的治疗效果，对肩周炎、肩关节脱位和肩部撞击综合征也有明显的改善作用。对于某些内科问题，如头痛、失眠和呼吸功能障碍，康复瑜伽也能作为有效的辅助手段。

本书是根据身体部位（如脚部、膝部、骨盆、身体中部、骶部和肩部等）来编排的，读者可以根据自己出现问题的具体部位，像查字典一样找到解决具体病痛、提升具体部位机能的瑜伽体式和瑜伽序列。对于那些根据体式的基本类型编排的瑜伽图书，读者必须通读全书才能了解所有体式的作用并从中挑选出适合自己问题的体式，而在本书中，读者可以先从"从头到脚的挑战"中找到自己的问题，然后有针对性地选择用于解决问题的瑜伽体式和瑜伽序列。也就是说，读者在开始练习前无须了解所有体式，这大大节约了时间、提高了效率。当然，了解所有的瑜伽体式和瑜伽序列对读者来说也是相当有用的，本书中的瑜伽练习有助于恢复肌肉骨骼系统的功能、矫正体态，从而提高身体的整体健康水平。

　　康复瑜伽将瑜伽与医学及解剖学完美结合，在改善现代人常见身心问题上的良好表现已经得到大众和越来越多的权威人士的认可。只要认真阅读本书并付诸行动，相信读者的健康状况一定会持续得到改善。

李哲
广东医科大学李哲人体科学工作室负责人
中国康复医学会产后康复专业委员会功能运动与美态学组主任委员

前 言

练习瑜伽有诸多好处，于是人们自然而然地形成了一种观念：练习瑜伽总是安全的。事实并非如此！有效的方法也可能有一定的副作用。在我们的前一本书《医学瑜伽》中，我们将练习瑜伽与促进健康、预防和治疗疾病结合在一起，并缩小了读者与健康相关知识之间的鸿沟。本书是另一本实操手册，瑜伽练习者、瑜伽老师以及对瑜伽感兴趣的医生和治疗师均可使用。本书介绍了18种《医学瑜伽》中没有的全新的瑜伽体式，并进行了详细剖析。比起《医学瑜伽》中的体式，这些体式更具康复价值。

"XX式的意义"揭示了此体式的健康价值。

"XX式的重点"展示了我们如何利用此体式来促进健康以及防止健康问题的发生。

"XX式在医学上的应用"部分说明了如何在医学中使用此体式以及使用时可能面临的危险。

每种瑜伽体式都有详细的分步说明，可以让练习者安全地练习。

有针对性的"功能性练习"可以帮助你解决特定的问题。随后，你可以通过成套的瑜伽序列增强身体机能，并将新获得的知识整合到瑜伽练习中。

本书最后的"从头到脚的挑战"部分是对全书的总结。本书和《医学瑜伽》共介绍了36种瑜伽体式，无论你有足跟骨刺、椎间盘突出、髋关节疼痛还是椎管狭窄等问题，我们都有针对性地列出了对应的体式，明确了哪些体式对该问题是合适的、要求较高的或者危险的。

向你致敬！

克里斯蒂安·拉森

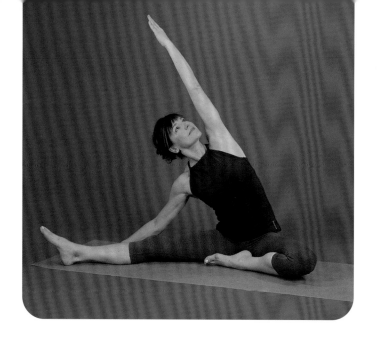

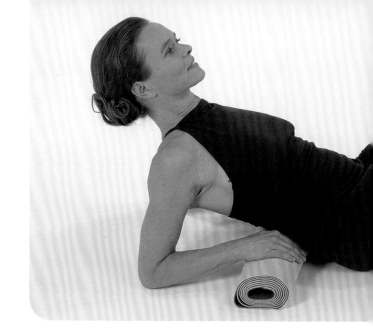

目　录

找到适合你的瑜伽练习 ················· 1

身体意识和专注 ························· 2

瑜伽和人体螺旋动力法则：强强联合 ·········· 2

瑜伽：促进健康，预防和治疗疾病 ·········· 3

康复瑜伽的作用 ························· 4

设计一堂康复瑜伽课 ····················· 5

工具：宝贵的支持 ······················· 6

瑜伽体式 ··························· 9

幻椅式（Utkatasana）：

以脚部为重点 I ························· 10

战士三式（Virabhadrasana III）：

以脚部为重点 II ························ 18

金刚坐式（Vajrasana）：

以脚部为重点III ······················· 26

战士一式（Virabhadrasana I）：

以膝盖为重点 I ························· 34

侧角伸展式（Utthita Parsvakonasana）：

以膝盖为重点 II ························ 42

半月式（Ardha Chandrasana）：

以臀部为重点 ························· 50

坐角式（Upavistha Konasana）：

以骨盆为重点 I ························· 58

头到膝前屈伸展式（Janu Sirsasana）：

以骨盆为重点 II ························ 66

半船式（Ardha Navasana）：

以身体中部为重点 ····················· 74

蝗虫式（Shalabhasana）：

以背部为重点 ························· 82

至善坐扭转式：

以胸部为重点 I ························· 90

鱼式（Matsyasana）：

以胸部为重点 II ························ 98

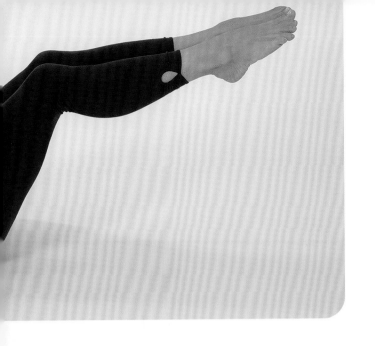

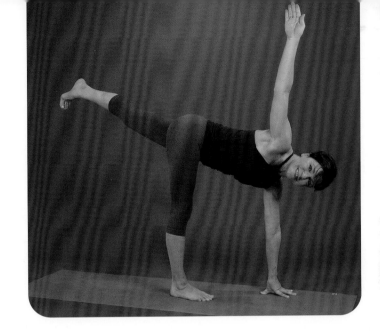

猫式（Biddhalasana）：

以肩部为重点 I ···································· 106

后仰支撑式（Purvottanasana）：

以肩部为重点 II ···································· 114

桥式（Setu Bandha Sarvangasana）：

以颈部为重点 ···································· 122

牛面式（Gomukhasana）：

以球窝关节为重点 ···································· 130

鹰式（Garudasana）：

以集中精神为重点 ···································· 138

仰卧束角式（Supta Baddha Konasana）：

以放松为重点 ···································· 146

从头到脚的挑战 ···································· 154

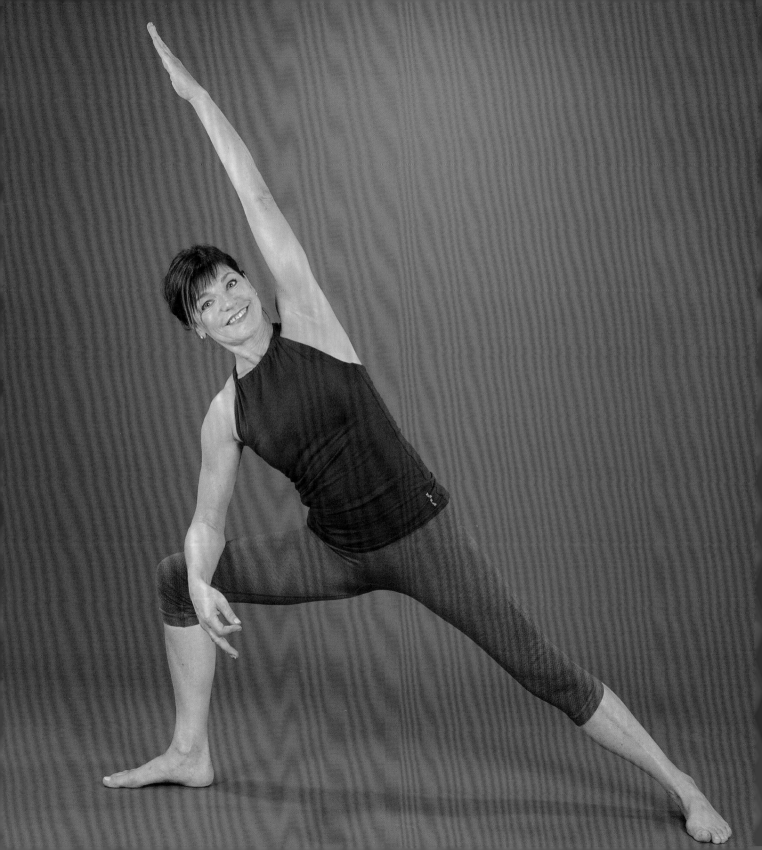

找到适合你的瑜伽练习

康复瑜伽将流传了上千年的瑜伽知识与当前的医学知识结合起来，旨在解决肌肉骨骼系统的疾病与不适，重新激活身体的自我修复能力，并提高身体的自我感知能力。

本书将向你展示如何用解剖学知识和人体螺旋动力法则指导你进行瑜伽练习，让你的练习更加安全和有意义。

身体意识和专注

瑜伽是人们通往自我的内心世界的一种方式。数千年的实践证明，瑜伽为人们摆脱压力、获得内心的平静以及享受幸福提供了指引。在合适的瑜伽体式的帮助下，羸弱的肌肉将得以增强，紧张的身体将得以放松，筋膜将得以拉伸且功能性将得以提升。总之，身体将变得更加灵活与强健。通过矫正体态并有针对性地进行呼吸练习，呼吸质量和新陈代谢也将得到改善。此外，瑜伽还能使头脑清晰和放松。大多数瑜伽练习者都欣喜地发现，瑜伽对日常生活中增强行动力、游刃有余地进行社交以及体悟新的生活哲学都有帮助。

保持极强的专注力并在专业知识的指导下练习瑜伽，可以使你的头脑更加清晰、视野更加开阔。你将了解，自己的身体和姿态是与众不同的、富有魅力的。针对具体部位的练习将让你更好地了解身体工作的过程。瑜伽练习者对身体的观察超出了肉身的范畴，包含了对情感和精神的观察。康复瑜伽中的解剖细节能够使你对身体有更深刻的认识。通过培养对身体的感知，你将更好地了解自身的潜力，并满足自己的身体和心理需求。

瑜伽和人体螺旋动力法则：强强联合

在本书中，瑜伽练习与人体螺旋动力疗法和解剖学原理紧密结合在一起。本书将为你提供一条锻炼路径，通过该路径，你可以评估和激发身体的全部潜能。每个人的身体都是独一无二的，都在讲述着自己的故事。在瑜伽练习中，重要的是通过感官收摄（Pratya-hara），使感官意识全然内敛，认识并学会尊重个体局限，并找到打破局限的新方法。借助研经（Svadhyaya），你可以探索周围的环境，并将正念之光引导至仍处于黑暗中的身体部位。康复瑜伽将引导人们认识身体的神奇之处并利用一切可以利用的能量。

更好地了解自己的身体

本书是根据身体部位来编排的，这样你就可以设计属于你的瑜伽练习。问问自己想要更好地了解哪些身体部位：

- 你想要感受哪个身体部位？
- 你一直想知道哪些关于自己身体的细节信息？

本书将为想要锻炼身体某个部位的练习者提供具体的指导。瑜伽告诉我们，我们的身体就像一座圣殿，它是我们应该珍惜和尊重的。细心地观察"神奇的身体"将会使人充满感激、内心平静。那些积极乐观的人会以不同的眼光看待消极和失衡。你可以通过定期的康复瑜伽练习变得更加灵活，这种灵活不只体现在身体上，更体现在内心上。比如，通过打开双肩，你的胸椎将更加灵活，你的胸廓将更加开阔，你的心胸也将更加敞亮。在康复瑜伽中，你可以通过尽可能少的活动获得尽可能多的提升。我们的身体是一个整体。康复瑜伽能够使你将注意力集中于宝贵的细节并进行自我纠正与完善。

每个人的身体都是独一无二的，而不仅仅是一具具有功能的躯体。这种认知可以让你更加欣赏自己的身体。摆脱刻板印象，摆脱那些诸如"我身体比较僵硬""我暂时还不行"等对自己的偏见。认识你身体的本质，探索身体内部难以形容的光芒，这种光芒被瑜伽士喻为"心中的神圣火花"。当你成功地做到这一点后，你的内心将趋于平静，你将获得一种深深的满足感。

唤醒自我修复能力

本书还提供了关于身体的全面的医学背景知识。我们会详细描述你什么时候应该特别关注自己的身体，然后应该做出哪些调整。有的时候，身体的某个部位或者某些结构需要得到恢复或者保护，面对这种情况，你可以唤醒自我修复能力。

但是，并非每种瑜伽体式都有理想的效果。在本书的帮助下，你可以更好地分辨哪种体式更适合自己，由此发展出瑜伽中的重要能力——明辨力（Viveka）。你可以对日常生活中的事情进行评估，并学会从压力中解脱出来。

瑜伽：促进健康，预防和治疗疾病

如果你想通过练习瑜伽获得健康，你就无法回避瑜伽体式与临床医学之间的相互影响。本书意在填补这一空白，这主要体现在以下3个方面。

瑜伽可以促进健康。这意味着通过练习瑜伽，你可以激活"永恒的、可再生的健康之源"。在呼吸中，运动和静止的平衡能够得以实现。

瑜伽可以作为预防疾病的手段。这意味着你要认识到自己面临的健康风险并进行协调、干预。谁能掌握这门艺术，谁就可以对自己和他人采取有针对性的措施，以规避可能发生的风险。

瑜伽可以作为治疗疾病的手段。这意味着瑜伽可以在你面临因疾病和事故造成的健康挑战时发挥治疗作用。

增强瑜伽练习的系统性

你有兴趣通过瑜伽促进健康吗？

通过给予瑜伽课程特定的主题，你的瑜伽练习便自然而然地系统化了：

- 《医学瑜伽》是根据体式的基本类型来编排的，如站立体式、支撑体式、前屈体式、后弯体式等。
- 本书则是根据身体部位来编排的，如脚部、膝部、骨盆、身体中部、骶部和肩部等。

当你选择瑜伽体式或者安排瑜伽体式的练习顺序时，建议你参考我们推荐的瑜伽序列。通过实践，你会找到最适合你、你的学员或者你的客户的体式。如果想深入了解某种体式，你也可以在本书中找到一步一步引领你安全入门的指导语、一系列有趣的变式以及关于瑜伽练习的有用的提示。

识别风险和问题并采取应对措施

在你制订一项瑜伽练习计划时，不管是为你自己、为客户还是为团体，都是从咨询开始的。你应该通过课堂提问、课后询问或者问卷调查的形式，设法了解瑜伽学员的特殊性和健康风险。例如，你应该了解学员的如下信息：有的学员可能有骨盆倾斜问题，有的学员可能有驼背问题，有的学员可能患有髋关节撞击综合征。

在像阅读其他瑜伽图书一样学习了瑜伽体式之后，请进一步了解"从头到脚的挑战"中的内容。值得注意的是，你不需要一次尝试所有解决问题的体式！请选择一两种针对某些问题的体式，持续进行练习，直到你感觉到某些体式特别有用或者完全不奏效，然后尝试下一种体式。随着时间的流逝，你的经验会得到积累，并且你会直观地知道某种体式对某些问题有没有好处。本书将为你提供有针对性的功能性练习，如针对脚部、膝部和臀部的练习，以及可利用的辅助工具的说明。

提高对瑜伽练习中存在的健康风险的认识

瑜伽有几千年的传统，因此人们会自然而然地认为瑜伽体式是健康和安全的。但是，有效的方法也可能有副作用。瑜伽的副作用很少见，但可能很严重。例如，在练习瑜伽的过程中，身体位置的快速变化可能会引发剧烈的头晕并使人跌倒在地。如练习者有器质性脑损伤，练习某些体式将会极其危险。还应该注意的是，犁式、蜡烛式和头倒立式等体式在极少数情况下可能会诱发脑卒中和视网膜脱落。过度拉伸或者坐在脚跟上时间过长可能会导致神经损伤。练习瑜伽对心血管系统的压力不是很大，因此，我们认为瑜伽对心脏来说是安全的。

康复瑜伽的作用

实际上，康复瑜伽是传统瑜伽与现代医学的结合。来自医学和瑜伽领域的专家之间的紧密的跨行业合作成果尤为显著。你不一定非得是瑜伽老师或者医生，普通的瑜伽练习者更能从康复瑜伽中获益。

康复瑜伽专为身体不适的瑜伽练习者打造

康复瑜伽将为你解决很多问题，比如，你是否患有髋关节疾病但是仍然想继续练习瑜伽？或者你是否是为了髋关节疾病的康复开始练习瑜伽的？患者在练习瑜伽时有很大的优势，那就是可以更好地感受自己的身体，并且能立即体会到一种瑜伽体式对健康问题的影响。这是医生和瑜伽老师都不具备的优势。

你可以在"从头到脚的挑战"中确定你的问题，并且在我们的指导下认识哪些体式适合或者不适合你。

在练习瑜伽时，你应该始终关注你的优势，你所做的动作不应超越身体的极限，你应有意识地根据身体给出的信号调整练习强度。这样的话，所有的运动指令就都是积极和有力的。

医生和治疗师的康复瑜伽

对瑜伽感兴趣的医生和治疗师在对身体解剖结构以及疾病的熟悉程度方面有着巨大的优势。但普通的瑜伽士通常缺乏这方面的经验，尤其是缺乏自我意识和控制身体的能力。针对这一点，我们建议你：不要停止练习！德语单词"üben"（练习）源自拉丁语"Opus"（艺术品）。请你像对待一件艺术品一样雕琢自己的身体。练习的同时你也会获得更多的经验，而这些经验将会回答你的问题。得益于你的专业背景，你会发现在医学知识和辅助工具的帮助下，锻炼将变得很容易。

瑜伽老师的康复瑜伽

如果你是一名瑜伽老师，那么你在瑜伽方面一定拥有丰富的经验。这真的太好了！你缺乏的可能只是医学背景。本书可以为你提供宝贵的指导。本书的架构十分合理，可以为个人的常规瑜伽练习以及瑜伽课程的准备提供支持。

1.有助于你集中注意力、专注于呼吸的练习适合作为常规练习。

2. 帮助你将注意力集中于某些身体部位的练习，如幻椅式，可以为具体的瑜伽练习做好准备，因为它们可以让身心变得协调。

3. 你可以通过功能性练习为练习瑜伽体式做好准备，它们是人体的小说明书，介绍了许多背景知识和身体智慧。

4. 然后你可以逐步构建个性化的瑜伽序列或调整和完善现有的瑜伽序列。

让新获得的关于身体的知识在瑜伽体式中得到实践，并在瑜伽序列中得到加深，身体的能力也会在流畅的瑜伽练习中得以内化。

设计一堂康复瑜伽课

本书包含许多有价值的细节、练习、体式和瑜伽序列。下面我们将以以脚部为重点的瑜伽作为例子，带你进入脚的世界，并向你展示如何在瑜伽课程中实践康复瑜伽。

身体区域的协调

1. 请你将不同的脚部图片放在地面上，比如脚部解剖图、婴儿或者印度舞者的脚部照片等。

2.请你在房间内进行步行冥想。在冥想中缓慢行走时，请将注意力转移到地面和瑜伽垫上。你可以多次感受到脚与地面的接触，脚在地面上的移动和放松。你可以通过内视，让注意力集中于膝关节流畅的屈曲和伸展上。你可以中断步行，在原地冥想，以感受站立时脚和地面的状态。

3.请你将意识转移到生活中的各种脚步：匆忙的脚步，舞步，自信的脚步，朝正确的方向迈出的脚步，活泼的脚步，沉重的脚步，彼此接近的脚步和彼此远离的脚步等。

4.请与你的学员分享印度人对脚的看法：在印度，人们敬拜灵魂导师的脚。人们认为触摸这样的脚或者将其抬到高于自己头部的位置是吉祥的。这样的脚被称为"莲花足"，被认为是特别纯洁的。莲花从泥里长出，在阳光下展现出它的无瑕之美。据说触摸脚会给个人发展提供能量和传递力量。

在功能性练习中感受自己的身体

请你从功能性练习开始，首先从右脚开始。

1.手脚协调练习（第14页）：将左手的手指与右脚的脚趾相互交叉相扣。这种手脚相扣的喝悉多跋陀印（Hasta Pada）是激发能量流动的重要方式。

2.脚部螺旋练习（第22页）：可能的话，你可以在骨头模型上进行演示。

3.脚跟垂直练习（第14页）：让你的学员左膝跪地进行练习。然后让学员再次自由地走过房间。

请换左脚重复上述所有练习。

在瑜伽序列中增强身体机能

通过上面的练习，你已经对足部产生了一定的关注度，现在，请在瑜伽练习中继续贯彻这一点。

1.首先请你专注于身体与地面的接触并开始瑜伽序列练习（第16页）。请你弄清楚这个瑜伽序列中的每种体式，注意你脚部的细节。

2.现在，请你在注意脚部细节的情况下练习幻椅式（第10页）。通过小提示不断指导学员。仔细地摆好姿势并保持该姿势呼吸几次。

3.现在，请你专注于脚部，并继续瑜伽序列的练习（第24页）。

4.然后让你的学员坐在脚跟上练习金刚坐式（第26页），并将注意力集中于脚部。

5.你的学员的手和脚将通过脚部强化拉伸练习（第30页）再次联合在一起。

6.关注瑜伽序列中脚部的张力（第32页），你就可以进入脚部的世界。

7.让你的学员在"将双脚指向天空"（第33页）这一步停留足够长的时间。

8.在结束瑜伽序列时，以一种放松的姿势仰卧在瑜伽垫上拉伸双腿并感受它们的变化。

表达感谢

最后，进行感恩冥想。随着身体越来越放松，呼吸，将你的注意力集中于脚部。让诚挚的感恩之情沉入你的双脚。感谢你迈出人生道路上宝贵的每一步。回想一下你走过的独特的每一步。在宁静和感恩中，走出重要的下一步的想法将逐渐形成。

工具：宝贵的支持

将瑜伽砖或卷起的毛巾放在骨盆下方，使膝盖低于髋关节，这样可以更容易地使身体保持端正并放松身体。瑜伽砖在其他体式中也可以提供非常宝贵的支持。在膝盖下方放一个小小的瑜伽枕可以减轻膝关节承受的压力。

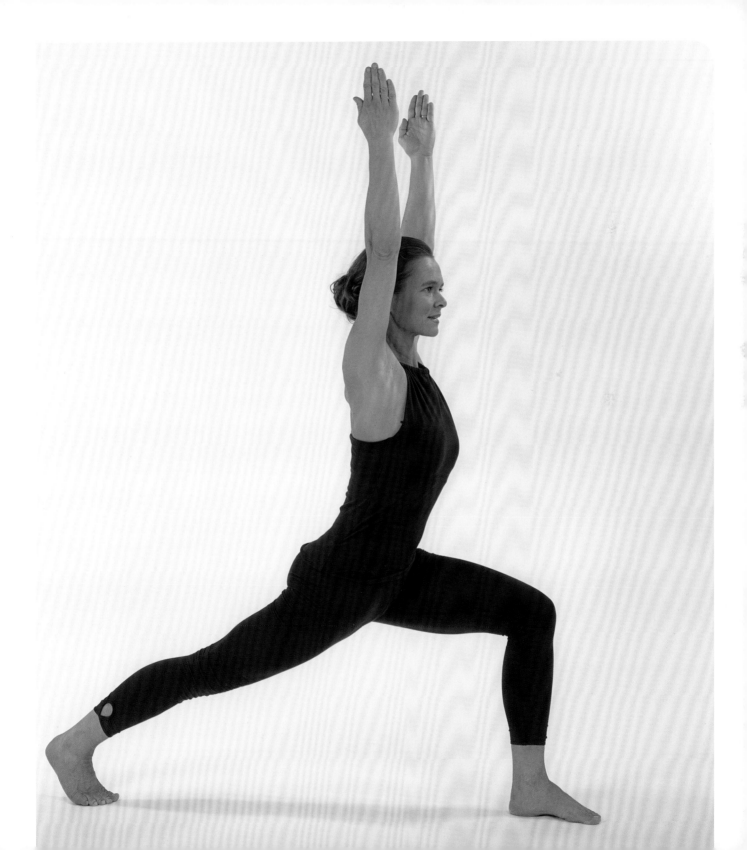

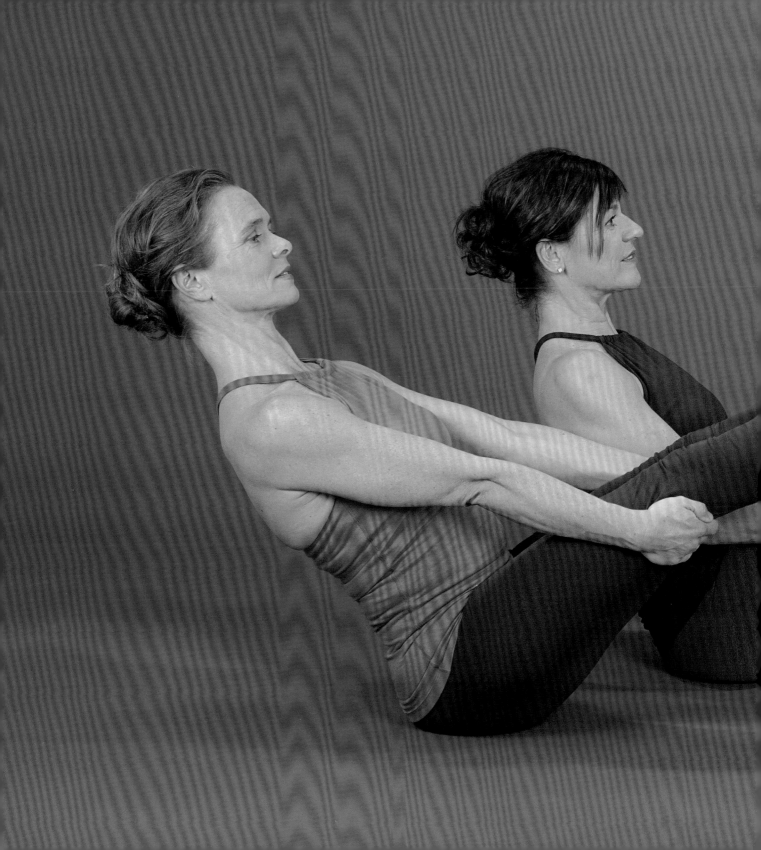

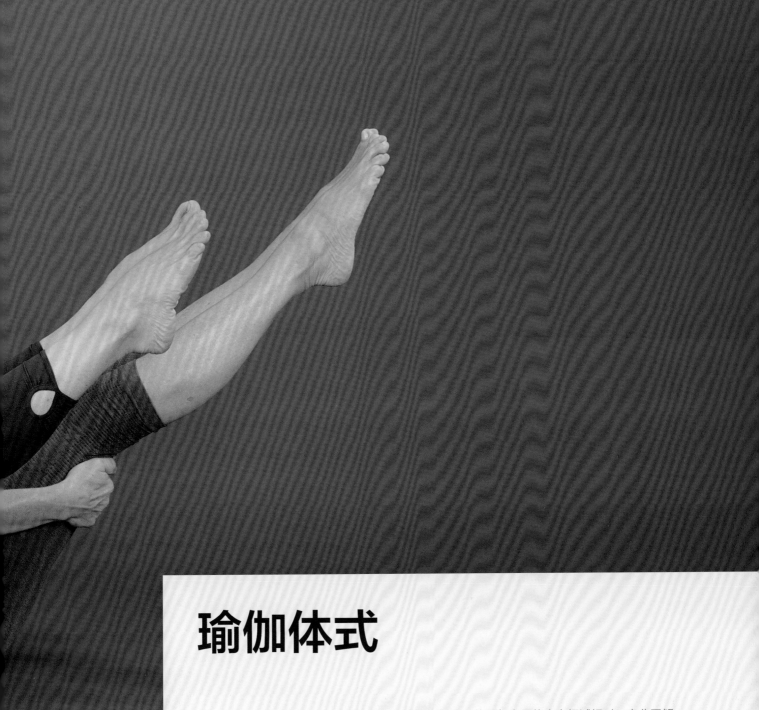

瑜伽体式

你可以通过瑜伽体式练习营造一种愉快的氛围，从而与自己的内心坦诚相对。充分了解
自己的身体并有意识地对其进行调整，可以让你在做每一件事时都保持专注和敏锐。

幻椅式（Utkatasana）：以脚部为重点 I

》　幻椅式十分考验平衡能力。在不断尝试这个体式的过程中，你将体会到，有规律的练习比偶尔的尝试更有价值。因为要想坚持下来，意味着你需要接受挑战并增强毅力。练习的目标并不是将动作做完美，而是能够轻松随性地做出动作。

动作要点解析

◆ 笔直站立，并拢双脚。双脚外侧缘互相平行，大脚趾正对前方。

◆ 让气息顺畅地流动，并将注意力集中于双脚。双脚的大脚趾趾腹、脚跟和外侧缘紧贴地面，足弓则向上拱起。注意，整个身体保持挺直的状态，双脚稳稳扎根于地面。

◆ 想象身后有一堵墙。将背部紧贴墙面，注意头后部、肩部、臀部和足跟尽量靠近墙面。

◆ 呼气，屈曲双腿，保持背部挺直，从髋部开始将上半身微微向前倾。

◆ 将双手置于胸前行合十礼。

◆ 保持这个姿势，正常呼吸几次。

◆ 吸气，双手水平展开。不要抬起肩膀，要使肩膀与耳垂保持较大的距离。保持脊柱稳定，将双臂缓缓向上举，直至双手举过头顶。将手臂向上举时，两侧肩胛骨会随之下沉。感受背部的力量感和稳定感。

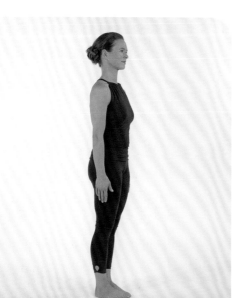

◄　大脚趾趾腹和小脚趾球紧贴地面，足弓与地面保持一定距离，这样脚部就会形成一个"穹顶"。感受大脚趾趾腹和脚跟外侧之间的足纵弓的收紧。

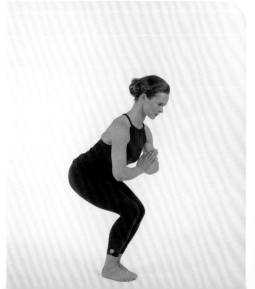

►　保持这个姿势需要稳定的下肢力量。屈曲双腿时注意大腿发力。两侧膝盖都正对前方且不超过脚尖。

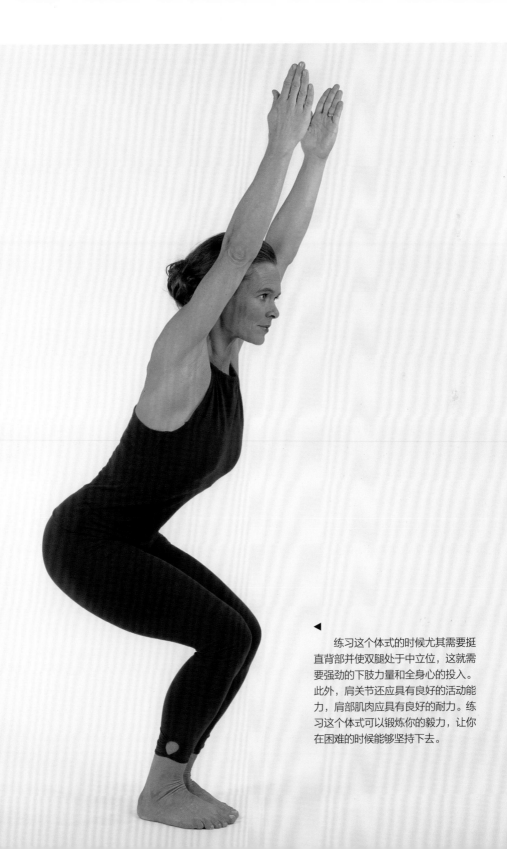

练习这个体式的时候尤其需要挺直背部并使双腿处于中立位，这就需要强劲的下肢力量和全身心的投入。此外，肩关节还应具有良好的活动能力，肩部肌肉应具有良好的耐力。练习这个体式可以锻炼你的毅力，让你在困难的时候能够坚持下去。

幻椅式的意义

唤醒双腿的力量

许多人在年老时会失去自理能力，这种情况很多时候都是跌倒导致的，而这其实是可以避免的。走路时要专注，要对自己身体的重心和腿部的力量有清晰的感知。以太极拳大师为例：他们对自己的身体和精神都有极强的控制力，可以很好地预见和应对突如其来的意外；他们的秘诀是下意识地降低重心，使之接近地面。从身体层面讲，这就意味着髋部、膝部和踝部同时轻微屈曲，双腿的所有伸肌群，如臀大肌、股四头肌等，在意外来临之前就已经处于紧张状态，以随时应对突发事件。要想做到这一点，需要肌肉有良好的弹性。此外，将上半身微微向前倾并向上举双臂，也能更好地唤醒双腿的力量。

幻椅式的重点

脚跟和大脚趾：基础

脚跟和大脚趾有着密切的联系，脚跟垂直于地面，大脚趾传导力的方向则平行于地面。换句话说，大脚趾和脚跟好比人体基础的X轴和Y轴，大脚趾是确定水平方向的轴线，脚跟则是确定垂直方向的轴线。如果脚跟歪斜，不能稳稳地垂直扎根于地面，比如当足外翻的时候，足中部和足前部必然会产生剪切力，大脚趾也会随之呈扭曲状，患有足外翻的人的大脚趾就是如此。因此，人无论是在活动时还是静止时，都需要稳定的脚跟和大脚趾作为基础。向前的力由大脚趾产生，而垂直于地面的脚跟则负责保持身体的稳定，同时也保证人有向上跳跃的能力。

幻椅式在医学中的应用

缓解久坐危害，激活下肢力量

幻椅式是椅子的完美替代品。请不要在家中或者办公室中久坐。花点儿时间练习幻椅式，而不要一直坐在椅子上。通过练习这个体式，你的整个下肢的肌肉链将被激活。练习这个体式大约需要两分钟时间。如果你感到肌肉酸痛，则表明你的腿部肌肉力量不足。

注意，对大脚趾关节的活动性有极高要求并且对大脚趾关节施加较大压力的瑜伽序列并不适合足外翻患者。如果你的前交叉韧带曾被过度拉伸或撕裂，在屈腿时膝盖一定不要超过脚尖。如果你患有腰椎间盘突出症，在练习这个体式的时候，你可以保持腰椎轻微前凸。如果你有椎管狭窄的问题，可进一步增加腰椎前凸的程度。即使你患有肩关节撞击综合征，也可以放心地练习这个体式：在刚举起手臂时你可能会略感疼痛，但将双手举过头顶，保持一段时间直至适应后，疼痛感就会逐渐消失。

解剖学知识：这个强有力的体式表明整个身体正在为接下来的动作积蓄力量，这是一种"跳跃前的静止"。通过内视，你可以感觉到哪些肌肉和肌肉链处于紧张状态。身体的中立与挺直始于基础，即脚跟和大脚趾。练习这个体式时，你的腿部肌肉链应处于紧张状态。同时，你应将重心放低，使重心接近地面。

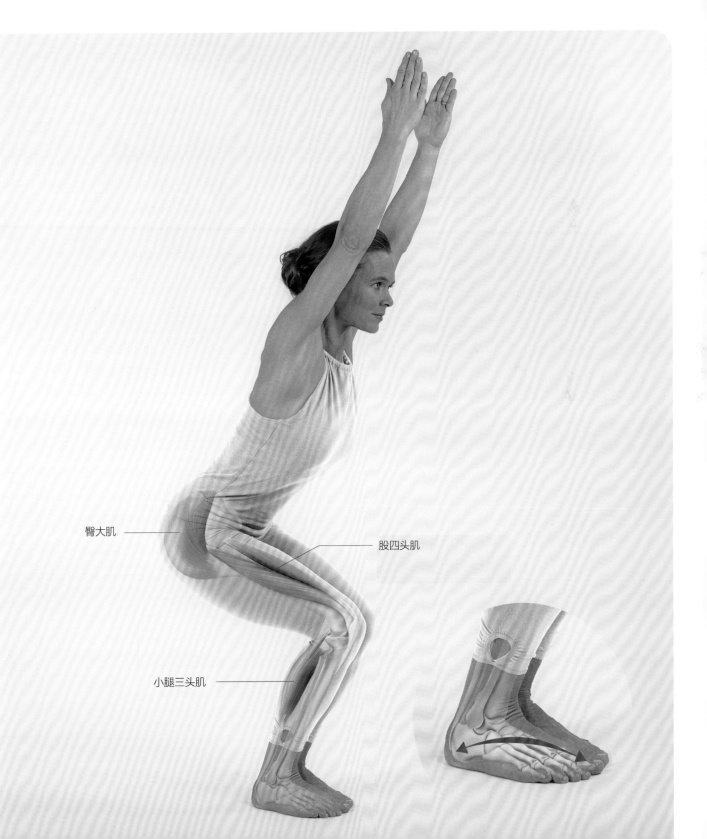

臀大肌

股四头肌

小腿三头肌

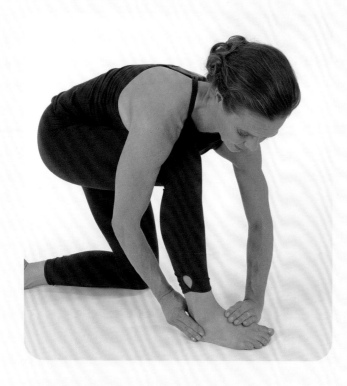 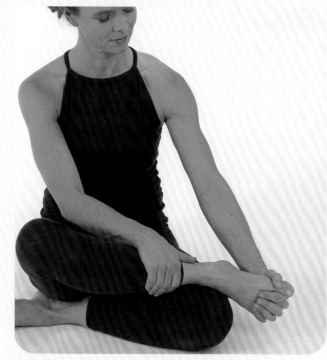

功能性练习　以脚部为重点 I

脚跟垂直练习

- 单膝跪地，右腿在前。用右手的食指、中指和无名指按住右外踝下方。
- 将左手按在大脚趾侧的脚背上，辅助大脚趾趾腹接触地面。
- 将身体重量转移至右脚跟的外侧缘，这样可以使大脚趾趾腹和脚跟的外侧缘形成一条弧线。
- 右脚跟垂直扎根于地面。
- 通过改变脚外侧缘的受力位置，调整脚跟承受的重量，但是务必保持脚跟垂直于地面。运动幅度逐渐减小。
- 换另一侧重复动作。

手脚协调练习

　　手印（Mudra）指手势和练习。人们认为手印能够封印和调动能量。借助喝悉多跋陀印，你可以锻炼脚趾的灵活性。

- 盘腿坐在地上，右腿在上，将右脚的脚趾和左手的手指交叉相扣。
- 手指指腹和脚背紧贴在一起，脚趾处于放松状态。
- 保持该姿势呼吸几次，感受你辛勤劳作的手和带你度过一生的脚的紧密联系。
- 换另一侧重复动作。

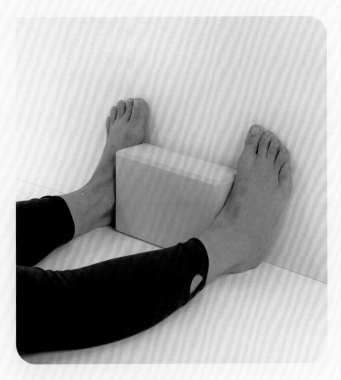
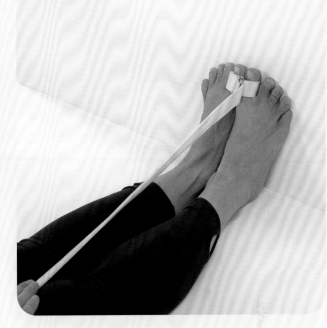

瑜伽砖辅助下的脚部联合练习

- 找到一面墙，以长坐姿势开始，使身体正对墙面。将瑜伽砖放于两侧脚跟之间，并将脚底贴在墙上。
- 用瑜伽砖辅助脚跟直立。脚跟的整个内侧都与瑜伽砖紧密接触，脚跟的外侧缘承受着较大的压力。
- 轻轻将大脚趾从墙上抬起。
- 重新将大脚趾贴在墙上。此时你将感觉到脚各个部分之间的联系。
- 你也可以以站立姿势来练习。

脚趾稳定练习

垂直于地面的脚跟和扎根于地面的大脚趾趾腹是灵活的脚部的基础。只有大脚趾掌骨不向左右倾斜，大脚趾才能保持稳定。整个脚部的灵活性由稳定的脚趾决定。

- 以长坐姿势开始。可以用一条瑜伽带将两侧大脚趾绑在一起。
- 两侧脚跟保持接触，脚掌向上伸直。
- 感受你脚部的发力。

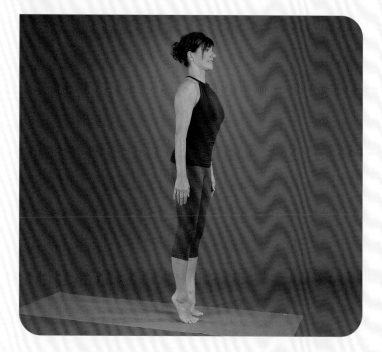
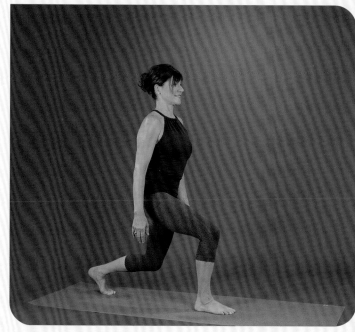

瑜伽序列　以脚部扎根于地面为重点

第1步：两侧脚跟笔直对齐

- 双脚并拢站立。
- 用从前述功能性练习中的脚跟垂直练习获得的经验加强脚跟的直立。你可以明显感受到脚跟上压力的存在。注意大脚趾趾腹紧贴地面。
- 吸气的同时将两侧脚跟向上抬起，保持脚跟彼此接触、平行，不要倾斜。
- 呼气的同时将两侧脚跟同时放低。
- 随着呼吸重复几次这样的脚跟抬落动作。

第2步：刺激脚趾

- 回到站立姿势，将身体重心向右移，注意脚跟和脚的外侧缘紧贴地面的同时足弓拱起。
- 将左脚向后滑动，使双脚保持一步的距离。
- 在左脚平稳地向后滑动的过程中，脚趾保持着地，脚跟微微抬起。
- 呼气，屈曲双腿。上半身保持挺直，左膝尽量垂直向地面靠近。右侧小腿垂直于地面，大腿与小腿尽量成直角。
- 回到起始位置。
- 换另一侧重复动作，交替锻炼双侧下肢。

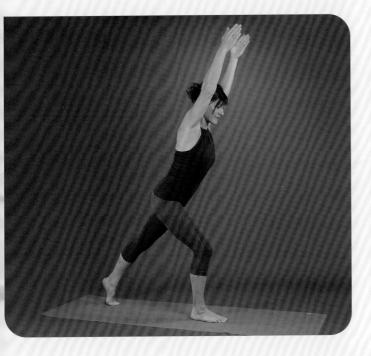

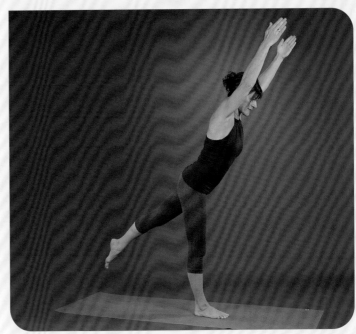

第3步：灵活地适应

- 回到起始的站立姿势。将身体重量继续保持在右腿上，同时向后滑动左腿，用左脚前脚掌着地。拉伸左腿，并且将双臂举过头顶。

- 屈曲髋关节，使上半身沿着左腿的延长线向前倾斜。

- 拉伸身体，使左侧脚跟和头顶相互远离。肩部下沉，耳朵和双肩之间保持一定的距离。

- 保持该姿势呼吸几次，感受脚趾灵活地适应地面的过程。用力稳定背部，避免身体摇摆。

第4步：维持强有力的平衡

- 将身体重量放到右腿上。将左腿从身体后方抬起并伸直支撑腿（右腿）。

- 将注意力集中在支撑腿上，让其保持伸直的状态，右侧大脚趾趾腹牢固地扎根于地面。注意脚趾应指向正前方。根据人体螺旋动力法则，此时膝盖也是朝着正前方的。这个动作可以激活大腿内侧的肌肉。

- 向右前方移动左腿，使双腿并拢、左脚着地，回到起始位置。

- 换另一侧重复该序列。

战士三式（Virabhadrasana Ⅲ）：以脚部为重点 Ⅱ

» 《薄伽梵歌》中的瑜伽英雄阿尔诸那向我们展示了如何在充满挑战的时代找到并保持平衡，克服自我怀疑和不安全感，并为他人奉献自己的力量。战士三式正是源于这个神话故事，它的重点在于打造奉献精神和正直的品质。

动作要点解析

◆ 以山式（即像山一样牢固地站立不动的体式）开始。将两块瑜伽砖置于身体前方。

◆ 将双脚的外侧缘和大脚趾趾腹牢固地扎根于瑜伽垫，用两侧脚跟支撑身体。让大地的力量通过足纵弓向上传递。

◆ 吸气，打开双肩，将双臂向侧面平举。

◆ 呼气，保持脊柱挺直伸展的状态，从髋关节开始将上半身向前倾斜至深度屈曲。此时可以微微屈曲膝盖和肘部。

◆ 吸气，抬起上半身，使背部与地面平行，拉伸骶骨以上的脊柱。双手垂直放在肩膀下方的瑜伽砖上。

◆ 下一次呼气时，将身体重量转移至右腿。

◆ 吸气，将左腿伸直并抬高至水平位置，从大腿到脚尖拉伸左腿。

◆ 下一次吸气时，将右侧肩胛骨轻轻朝骨盆方向引导，并水平伸直右臂。

◆ 呼气时放下右臂，吸气时抬起左臂，再呼气时放下左臂。

◆ 让身体在水平方向上绷紧，然后同时抬起双臂。

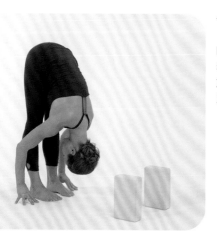

◀ 向前屈曲身体时，请充满感恩地看着你的脚。保持脚趾放松，脚的外侧缘应紧贴地面。

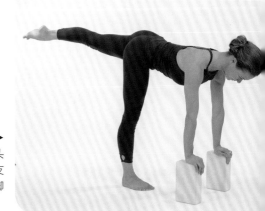

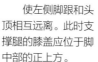
使左侧脚跟和头顶相互远离。此时支撑腿的膝盖应位于脚中部的正上方。

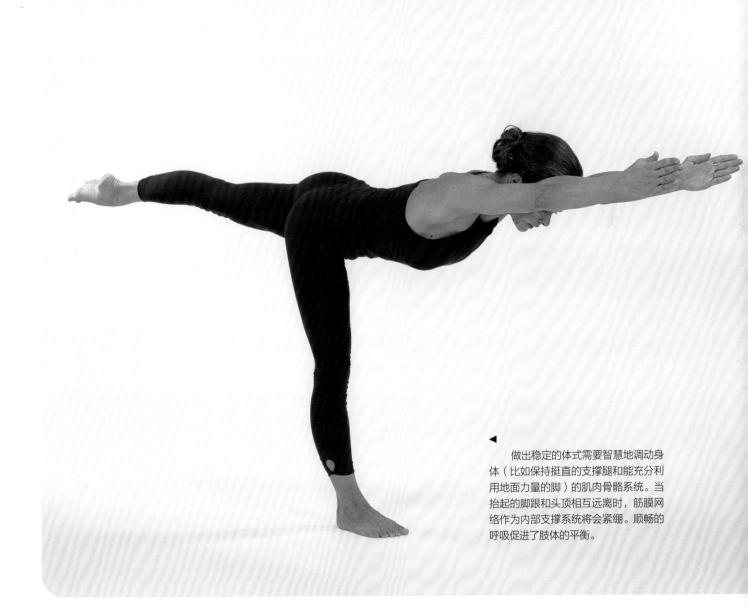

做出稳定的体式需要智慧地调动身体（比如保持挺直的支撑腿和能充分利用地面力量的脚）的肌肉骨骼系统。当抬起的脚跟和头顶相互远离时，筋膜网络作为内部支撑系统将会紧绷。顺畅的呼吸促进了肢体的平衡。

战士三式的意义

找到完美的平衡

上半身朝向前方的单腿战士？这摇摇欲坠的姿势似乎与平衡毫不沾边。但是你要知道，以双腿稳定站立是件再容易不过的事情，用不稳定的单腿保持稳定才最考验平衡能力。战士在艰难的环境中尤其需要保持对自身的优势和局面的掌控，保持对自己的精神和身体的控制。良好的基础起着决定性作用：它必须像海浪中的岩石一样不可动摇，同时也应具有可塑性和适应性，以便能够排除所有的障碍。我们的足弓天然就具备这些特点：脚掌向内旋，脚后部向外旋，中足有3块楔骨。得益于足弓这种兼具支撑和扭转能力的三维螺旋结构，高负载稳定性和良好的灵活性得以并存。战士三式为激活足弓的这种天然能力提供了极大的可能性。

战士三式的重点

髋关节、膝关节和踝关节

像天平的横梁一样，上半身和另一条腿以支撑腿为基础保持平衡。背部、臀部和肩部肌肉的力量可以在这个体式中得到增强。3个大关节，即向后伸直的腿的踝关节、支撑腿的膝关节和髋关节形成了稳定的三角形，这打造了完美的平衡。

最好的办法是亲自尝试一下。对其中任何一个关节控制不足都会导致身体失去平衡：只要支撑腿的脚跟稍微歪斜，就会不可避免地导致足纵弓变平、整条腿向内旋转、骨盆倾斜、腿或脚不稳定以及双臂晃动。

战士三式在医学中的应用

锻炼平衡能力以防跌倒

战士三式是一种既可以锻炼下半身的稳定性又可以锻炼下半身的灵活性的大师级平衡练习。良好的平衡能力对于预防跌倒至关重要。高标准的平衡练习能够帮助轻度平足和扁半足患者重新恢复足部功能和灵活跳跃的能力。

注意，战士三式对患有无论哪种类型身体平衡失调的人来说都是危险的，练习时应当采取相应的辅助工具和安全措施。昏暗的灯光和柔软的垫子会使平衡变得更加困难。如果你患有腰椎间盘突出症，请保持腰椎轻微前凸。如果你患有肩关节撞击综合征，应该尽量避免活动到肩部的疼痛区域。髋部手术后，髋部肌肉常常缺乏力量，因此练习也应适可而止，不要勉强。

解剖学知识：精致的结构可以确保足弓的灵活性与稳定性。就像罗马拱门的封闭石块一样，3个楔形支柱（3块楔骨）提供了必要的负载稳定性。根据人体螺旋动力法则，小腿肌肉具有长长的肌腱，可控制脚部灵活旋转。

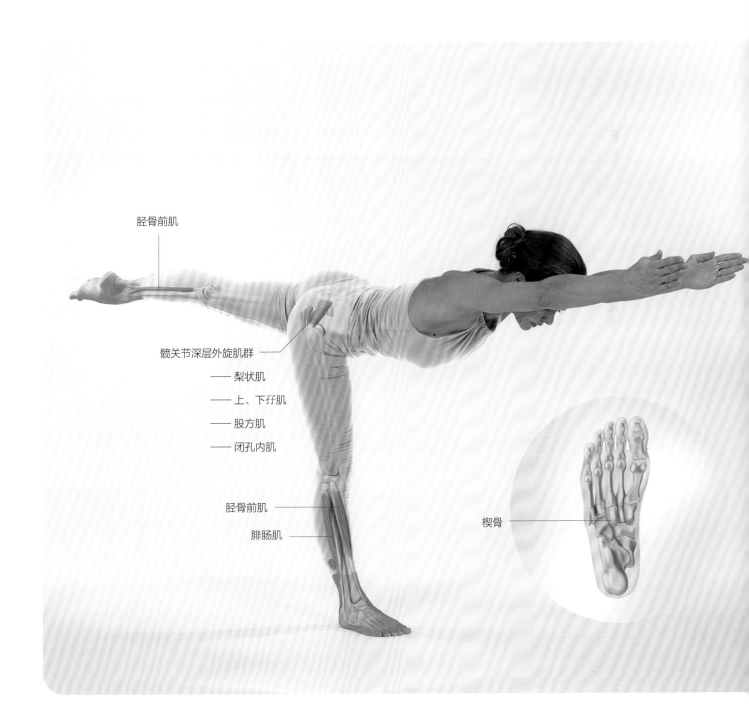

胫骨前肌

髋关节深层外旋肌群
—— 梨状肌
—— 上、下孖肌
—— 股方肌
—— 闭孔内肌

胫骨前肌

腓肠肌

楔骨

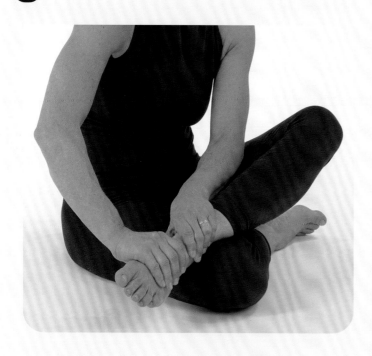
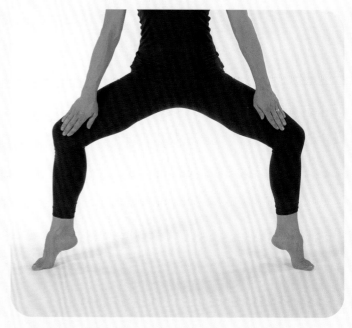

功能性练习 以脚部为重点 II

脚部螺旋练习

- 盘腿坐在地上，左腿在上，将左小腿的外侧置于右大腿靠近膝盖的地方。
- 左脚处于悬空状态。
- 用右手抓住左脚脚背靠近脚趾的位置，将拇指置于足底。
- 用左手抓住左脚后部。
- 用两只手旋拧左脚。将右手朝身体方向转动，用左手抬起脚跟。
- 像拧毛巾一样来回拧左脚，以促进脚部的活动、感知脚部的螺旋结构。
- 换另一侧重复动作。

脚跟舞蹈练习

- 站立，双腿分开，间距略宽于肩宽。
- 外旋髋关节，打开双腿，使脚尖斜向外。此时膝盖应位于第二趾上方。
- 屈膝，下沉上半身，以促进大腿的外旋。
- 吸气，用力抬高两侧脚跟。
- 呼气时让两侧脚跟重新着地。
- 缓慢地重复几次脚跟抬落动作，并让动作与呼吸节奏保持一致。

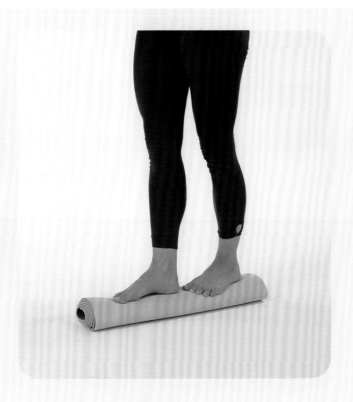

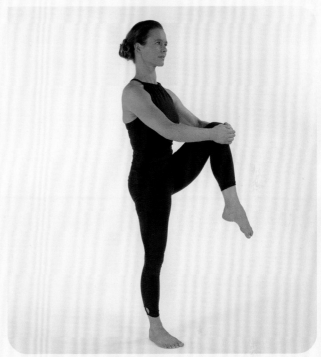

双脚适应性练习

- 站在卷起的瑜伽垫中间。
- 抬起下巴，挺直身体，在不稳定的表面找到让身体保持端正和平衡的方式。
- 用小碎步小心地向侧边挪动双脚，让瑜伽垫转动起来。
- 让双脚自然适应卷动的瑜伽垫。
- 换另一个方向重复动作。

平衡练习

- 以站立姿势开始，将身体重量放在右腿上。
- 轻轻地将骨盆右侧向后下方引导。
- 将右腿稳稳地扎根于地面，用大地的力量支撑身体。
- 将左膝抬起并用双手握住。
- 找到平衡，让身体保持挺立。
- 换另一侧重复动作。

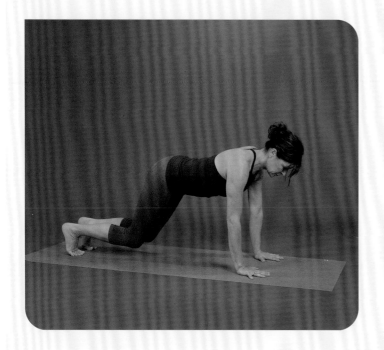 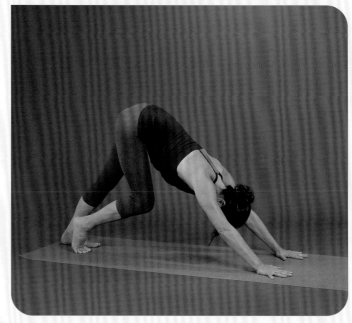

瑜伽序列 以脚部为重点

第1步：以四足支撑姿势开始

- 以四足支撑姿势开始。双臂位于肩膀下方并垂直于地面，膝盖位于髋关节后方。
- 让骨盆和头顶朝相反方向发力以拉伸脊柱。
- 呼气，保持双脚踩在瑜伽垫上，将双膝微微抬至离瑜伽垫约几厘米的地方。
- 吸气，下沉膝盖，用脚趾撑地。
- 呼气，再次抬起膝盖。
- 如此重复动作几次。

第2步：增强双脚的稳定性

- 回到四足支撑姿势，将双脚踩在瑜伽垫上稳定地支撑身体，向上抬起骨盆。
- 吸气，将两侧脚跟向上抬起。
- 呼气，屈曲右膝，将左脚跟下沉至地面，同时让左侧坐骨指向天空。
- 吸气，伸直右膝。
- 呼气，屈曲左膝，拉伸右腿后侧。
- 根据呼吸节奏平稳地交替活动双脚。

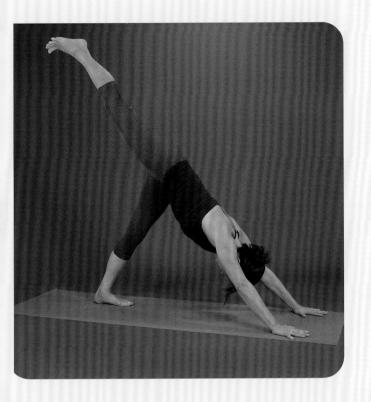

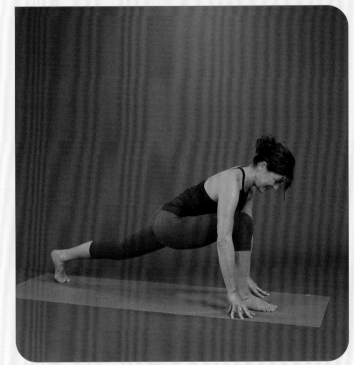

第3步：让脚指向天空

- 在上一步的基础上，将身体重量转移至左腿。

- 将右腿笔直地朝天空伸展。

- 将右脚向胫骨的方向牵拉，并将所有脚趾展开。

- 保证双手承受相同的重量，将双肩尽量打开。

- 将右腿进一步向后上方伸展。

- 感受身体后侧从右侧脚跟到双手的力量。

第4步：有力地向前迈出一步

- 在上一步的基础上，将右腿以较大的弧度下沉至地面。

- 在右脚即将接触瑜伽垫时，将右腿拉向腹壁，使右腿位于身体下方。

- 将右脚轻缓地放在双手之间。此时右膝应该正对右脚第二趾。

- 大幅度屈曲右膝。注意保持右膝位于右脚第二趾正上方。

- 回到四足支撑姿势，换另一侧重复该序列。

金刚坐式（Vajrasana）：以脚部为重点Ⅲ

》 梵语中"Vajra"的意思是"强大"。金刚石是宝石之王，它具有坚不可摧和光芒四射的特点以及势不可挡的力量。这些也都是佛陀的品性。

动作要点解析

◆ 以四足支撑姿势开始。双臂位于肩膀下方并垂直于地面，双膝微微分开。

◆ 用脚趾撑地，将双脚并拢或者分开（间距与髋同宽）。

◆ 拉长脊柱，将双肩打开。

◆ 保持脊柱挺直并缓慢地将身体重心向后移。

◆ 当骨盆靠近脚跟时，膝盖会自然地屈曲。

◆ 将骨盆下沉至脚跟。

◆ 所有脚趾屈曲并均匀分开。

◆ 肩膀保持平衡，头部保持端正。

◆ 双脚是身体平衡的基础。

◆ 保持这个姿势，让气息自由流动。

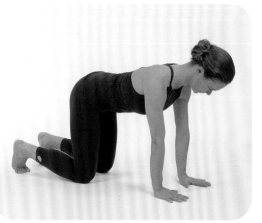

◀ 从内部让自己紧绷起来。身体内部的稳定是其他动作的基础。

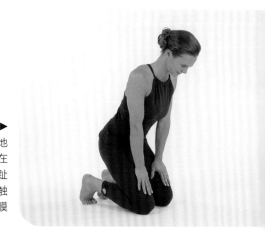

▶ 小心且均匀地将身体重量分布在所有脚趾以及脚趾与地面的所有接触点上，使脚部筋膜得到充分拉伸。

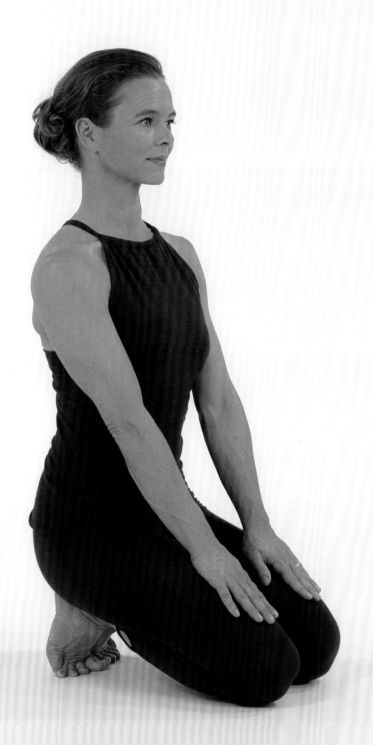

稳稳地坐在地面上且毫不费力地挺直身体的金刚坐式（也叫脚跟坐式），将为你打开一扇通往平静内心的大门，你可以从这里积聚能量并给自己加油。该体式通常可作为运动的起始姿势，或者作为运动中间的停顿姿势，用来追踪和集中注意力或者收摄感官。

金刚坐式的意义

保持双脚柔软

什么？仅用脚趾来支撑？没错！这个体式的积极作用相当多：可以通过腹式呼吸更好地激活盆底，可以使大腿前侧肌肉得到拉伸，可以使脚掌在伸展中得以激活，可以充分拉伸足底筋膜。当你脚趾撑地练习金刚坐式的时候，整个人处于一种为接下来的运动蓄力的状态。相比较而言，如果你盘腿而坐或者以莲花坐的姿势坐在地上，通常会感觉到平和宁静和放松，所以这种坐姿更适合冥想。

以其他坐姿坐着时，如果想站起来，你首先必须费劲地重新安排双腿的位置。金刚坐式则完全不同——你可以瞬间站起来。在合气道或茶道中，人们可以通过灵活地移动脚跟来改变位置，这看上去十分优雅。因此，尽管刚开始会遇到困难，我还是鼓励你逐步熟悉该体式。最后，金刚坐式还可以帮助你应对常见的脚部疾病——足跟骨刺。

金刚坐式的重点

有效拉伸足底

几乎没有其他运动可以像用脚趾撑地的金刚坐式一样有效地拉伸足底。从跟骨开始沿着脚底向前直到脚趾的所有结构，都得到了彻底的拉伸。最重要的细节是：要将脚趾主动踩在地面上！放松的足部姿势对健康没有什么益处，紧张的足部姿势反而能够最大程度地提高筋膜的功能性。这就像在地面上赤脚行走——在不平坦的地面上赤脚行走可以激活足底肌肉，脚趾可以通过主动抓地和被动按压而得到拉伸，足部肌肉和肌腱也能得到最大程度的伸展。

金刚坐式在医学中的应用

伸展脚底可以防止足跟骨刺

练习金刚坐式可以预防由于衰老、骨头错位和足底筋膜弹性减弱导致的足跟骨刺等疾病。这些疾病会引发炎症（足底筋膜炎）。如果炎症持续时间较长，则肌腱附着处会出现钙化，即出现足跟骨刺。

金刚坐式对大脚趾发炎（拇僵直）的人可能会起反作用。足外翻的人做这个动作，大脚趾有可能向侧方折断。对有半月板损伤、膝盖骨关节炎或膝盖肿胀等问题的人来说，大幅度屈曲膝盖通常意味着关节过度受力。坐在脚跟上时间过长会导致血液循环不畅和神经紊乱。所以需要注意，当感到腿部麻木的时候，就应该站起来了。

> 解剖学知识：足底筋膜覆盖了从脚趾到脚跟的整个足底，可以支持脚部结构，维持足弓高度以及承受外力。在金刚坐式中，由于整个身体的重量都施加给了脚部，足底筋膜可以得到最大程度的拉伸，筋膜的弹性也将得到充分锻炼。

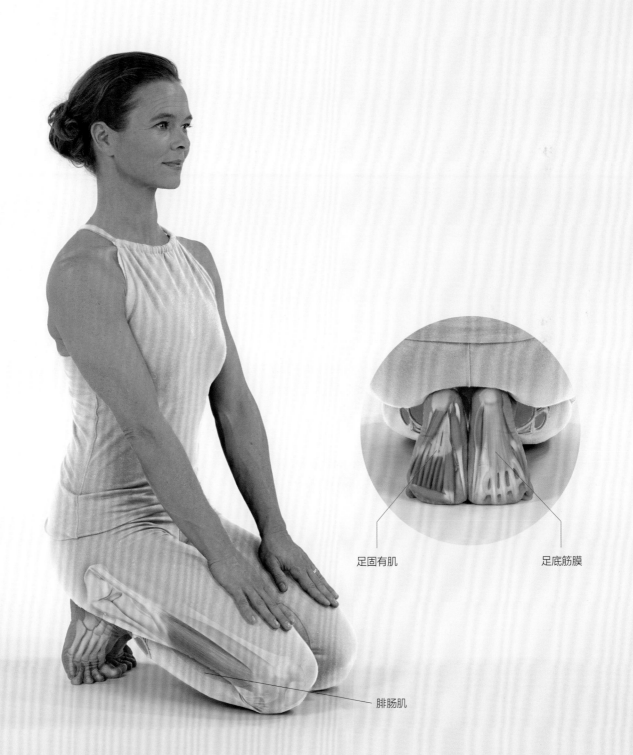

足固有肌

足底筋膜

腓肠肌

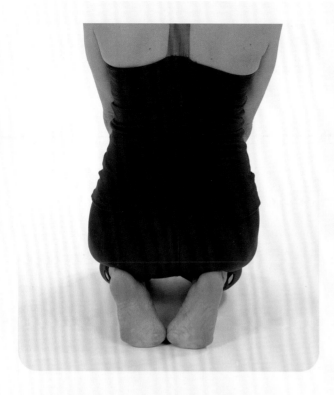

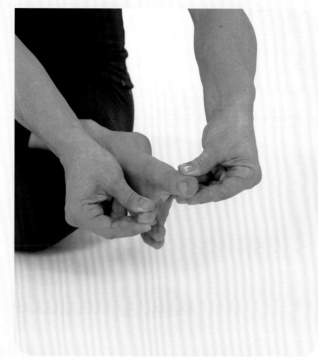

功能性练习　以脚部为重点Ⅲ

脚部重心转移练习

- 以猫式（第106页）开始，但此时要用脚尖撑地。
- 在将骨盆向脚跟方向推动的同时，将身体重量转移至脚趾外侧。
- 仔细感受跖趾关节是如何去负载以及外侧脚趾是如何被拉伸的。
- 由于足底筋膜得到充分拉伸并且所有脚趾都展开，因此该练习有时颇具挑战性。

脚部强化拉伸练习

- 盘腿坐在地上，左腿在上，将左小腿的外侧置于右侧大腿靠近膝盖的地方。
- 左脚放松，脚背与左小腿成直角。
- 现在请注意左侧的每个脚趾，然后逐个将其轻轻拉向脚背，感受足底筋膜的拉伸。
- 当脚趾被拉伸到极限的时候，保持姿势呼吸2~3次。
- 换另一侧重复动作。

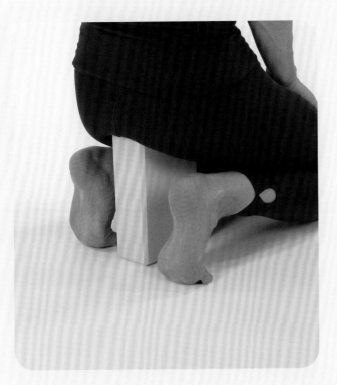

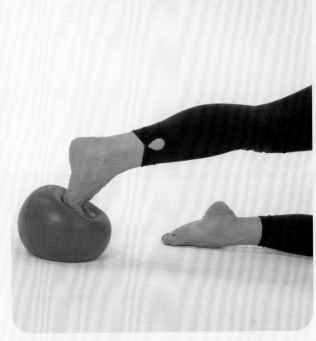

脚部减压练习

- 以脚尖撑地的猫式开始，在小腿之间放置一块卷起来的瑜伽垫或者一两块瑜伽砖。
- 将骨盆后移并坐在上一步准备的瑜伽垫或瑜伽砖上。
- 所有的脚趾均匀地负载并小心地展开。
- 因为身体的一部分重量转移至用于辅助的瑜伽垫或瑜伽砖上，脚部的负担得以减轻。

足底筋膜舞蹈练习

- 在猫式的基础上，将右腿沿着身体长轴向后滑动。
- 将一个软球垫在右脚的脚趾下方。
- 右脚的脚趾缓慢且有节奏地向后下方发力。由于脚在软球上很难保持固定位置，为了保持平衡，脚趾会在各个方向上发力，足底筋膜会得到充分拉伸。感受足底筋膜变得柔软、灵活且富有弹性。
- 筋膜喜欢"舞蹈"，你可以借此动态练习来释放筋膜的能量，并恢复筋膜天然的弹性。

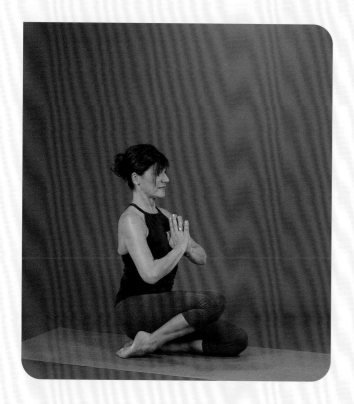 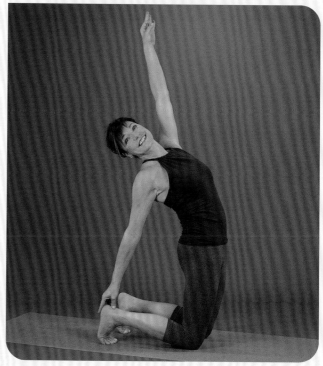

瑜伽序列 以脚部弹性为重点

第1步：增强脚部的张力

- 在猫式的基础上，调整姿势使整个脚背接触瑜伽垫。
- 将身体重量向后移，将骨盆下沉至脚跟。
- 上半身保持挺直，感受脚掌的伸展。
- 吸气，将身体重量轻轻向左侧转移，然后将右膝抬起。
- 呼气，将右膝放下。
- 重复抬起和放下右膝的动作3~5次。
- 每次将右膝抬到最高点时，保持该姿势呼吸3~5次，然后换另一侧重复动作。

第2步：打开身体

- 将上半身向前倾呈猫式，用脚尖撑地。
- 将身体重量向后移，将右手放在右脚跟上。
- 将两侧坐骨向膝盖后方引导。
- 骨盆保持直立，脊柱向后呈一个宽大的紧绷的弧形。
- 左臂抬起，指向天空。
- 保持该姿势，感受脚部的力量通过身体上升。
- 回到猫式，换另一侧重复动作。

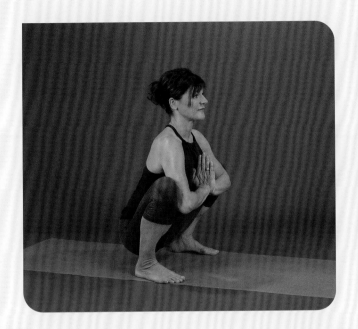 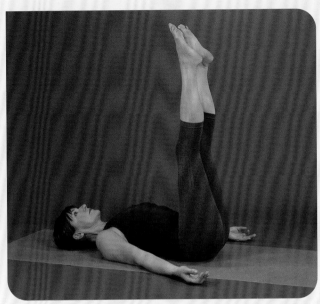

第3步：从大地汲取力量

- 以猫式开始，用脚尖撑地。

- 通过强有力的猫式来绷紧身体，然后将双膝从瑜伽垫
  上抬起，打开双肩。

- 双膝跪地，膝盖和小腿分开，注意此时仍然用脚趾支
  撑身体。

- 将身体重量向后移，双膝离开瑜伽垫。

- 让整个脚底接触瑜伽垫，骨盆深深地下沉。

- 让骨盆尽力接触地面，从中汲取力量。

第4步：将双脚指向天空

- 从上一步开始，将骨盆下沉至瑜伽垫。

- 呼气，将上半身向后仰。将尾骨向耻骨方向引导，然
  后轻轻向后躺倒呈仰卧姿势。

- 脚跟和脚趾离开瑜伽垫，双腿并拢指向天空。

- 将所有的注意力都集中在紧绷的双脚上。

- 在脚跟向天空伸展的同时，用力展开所有脚趾。

- 让双脚以多种动作朝着明亮的天空舞蹈。

战士一式（Virabhadrasana I）：以膝盖为重点 I

» 　维拉巴德拉（Virabhadra）是湿婆（Shiva）的头发幻化而成的强大英雄。在练习这个体式的时候，你可以把自己想象成一个披荆斩棘、精力充沛的英雄。为了充分发挥自己的潜能，你需要一个稳定的基础。

动作要点解析

◆ 以直立姿势开始，双脚分开约一只脚的宽度。这样你的双脚可以稳定地位于髋关节下方。

◆ 双膝笔直指向前方，从上方看时，双膝位于第二趾的上方。想象一下，你的大脚趾趾腹正紧贴地面。

◆ 将身体重量转移至左腿。

◆ 屈曲左腿，同时微微屈曲右膝，向后滑动右腿，形成一个较大的弓步。

◆ 右侧仅用脚趾撑地，此时从右脚跟到头顶应在一条直线上。将双手交叠放在左大腿上。

◆ 将右手放在骨盆右侧的背侧，将左手放在小腹上。

◆ 吸气，右手辅助骨盆后侧向下沉。你可以感受到小腹的力量变得更强。轻轻将耻骨向肚脐方向引导。

◆ 挺直上半身。

◆ 吸气，抬起双臂，注意双肩和耳垂之间要保持一定的距离。

◆ 此时从右脚跟到右手指尖形成一个宽大的弓形。

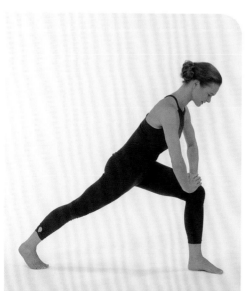

◀ 将右脚跟和右侧髋关节反向牵拉，使它们相互远离。在这个过程中，处于二者之间的右侧膝关节将得到拉伸。

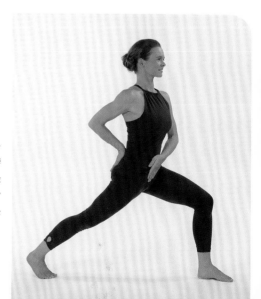

▶ 腿部力量顺利传递的关键是后面那条腿和髋部的伸展。骨盆后侧下沉，股骨头向前旋转。

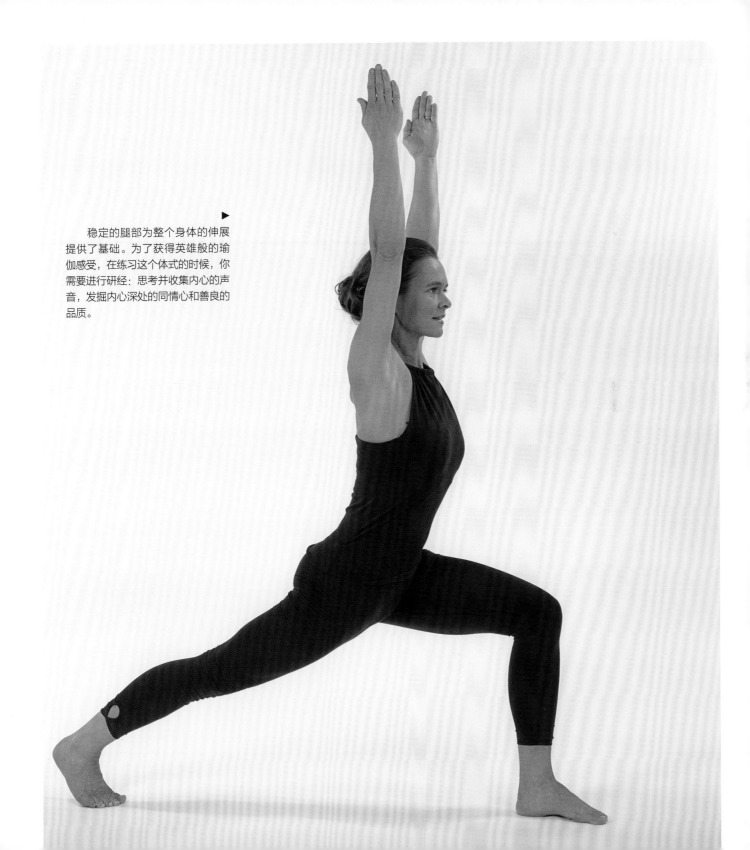

稳定的腿部为整个身体的伸展提供了基础。为了获得英雄般的瑜伽感受，在练习这个体式的时候，你需要进行研经：思考并收集内心的声音，发掘内心深处的同情心和善良的品质。

战士一式的意义
摆脱久坐的副作用

久坐是致命的！这已经得到了研究的证实。长时间坐着对心血管系统和新陈代谢来说是十分危险的。伏案久坐会使你的臀腿部和腹股沟的肌肉松弛、肩膀和脊柱周围的软组织受损、呼吸受限，从而使你对身体的掌控逐渐减弱。大多数上班族都是日复一日地盯着屏幕。现在，请你唤醒身体里的战士，对久坐宣战。请你站起来，练习战士一式：臀部萎缩的屈肌将得到拉伸；位于前方的屈曲的腿稳稳地扎根于地面，汲取大地的力量。挺直上半身，打开胸腔，加深呼吸。手臂不是无力地向下耷拉着，而是自信地向上伸展。

战士一式的重点
感受腿部的螺旋结构：拉伸和扭曲

战士一式对整个身体前侧的拉伸是显而易见的，练习时应注意力量来自下半身！没有稳定的脚部和腿部，上半身的力量就无法充分发挥。

战士一式非常适合用来仔细感受腿部的螺旋结构。位于前方的腿屈曲时，大腿主动向外旋转，小腿主动向内旋转。位于后方的伸直的腿则相反：髋关节向内旋转，小腿在膝关节的作用下被动向外进行最小幅度的旋转。膝关节充当旋转铰链的作用。

战士一式在医学中的应用
富有弹性且强壮的腿部肌肉

战士一式是对抗久坐的完美体式，它可以使臀部和大腿的屈肌以及小腿的肌肉得到拉伸，打开胸廓，等等。几乎所有人都可以通过高质量的练习增强力量、平衡性和灵活性。这个体式尤其有助于治疗足跟骨刺和足外翻。

注意，髋部和膝部骨关节炎患者练习时应尽可能降低重心，以减轻运动强度并减少不适感。抬高脚跟会给跖趾关节施加压力，因此跗僵直患者练习时应当适当放低脚跟。肩部撞击综合征患者练习时应当降低手臂的高度，椎管狭窄的患者练习时应避免腰椎过度前凸。如果跟腱断裂，练习时应先抬高脚跟，再缓慢降低。

解剖学知识：在练习这个体式时，前面那条腿的膝盖应位于这一侧脚的正上方，并且是螺旋扭曲的。腓骨长肌的作用是确保大脚趾与地面接触，髋关节外旋肌群负责外旋，缝匠肌则负责膝关节的正确旋转。膝关节内侧的3块肌肉保证了屈曲的膝关节的内旋。

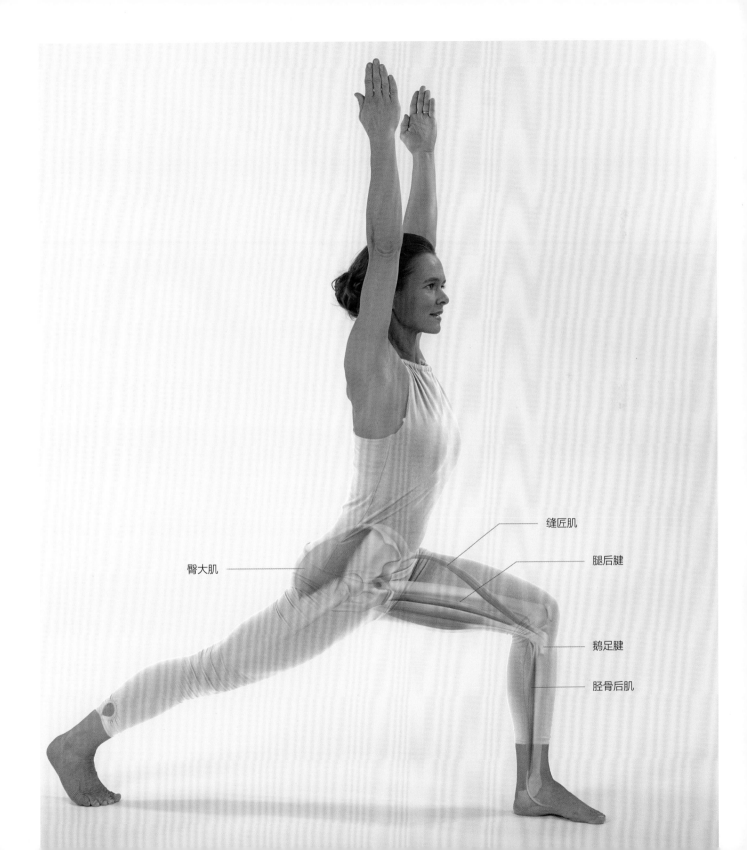

缝匠肌

腿后腱

鹅足腱

胫骨后肌

臀大肌

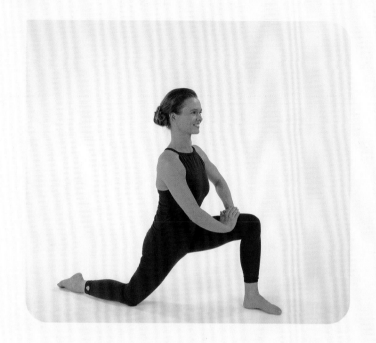
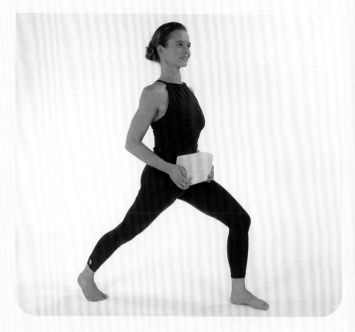

功能性练习 以膝盖为重点 I

骨盆挺直练习

- 单膝跪地，左腿在前，左脚跟位于膝盖的正下方，右膝位于髋关节后方不远处。

- 吸气，下沉骨盆的右后侧，将下背部舒展地拉长。

- 同时，抬高耻骨，拉伸右侧腹股沟。

- 拉伸右膝。

- 来回调整骨盆3~5次，你将感受到腹股沟的拉伸变得越来越明显。在拉伸腹股沟时，应保持该姿势进行一次完整的呼吸。

骨盆精准矫正练习

- 在大弓步的基础上，双手持瑜伽砖放在小腹前面。

- 骨盆保持挺直状态。

- 瑜伽砖起到支撑作用。你可以在瑜伽砖的帮助下轻轻将下腹部的皮肤向上引导。

- 引导耻骨朝肚脐方向轻轻上升，将骨盆后侧向后下方拉伸。

- 后侧的腿得到强有力的拉伸。

- 保持该姿势呼吸几次，感受骨盆的细微变化。

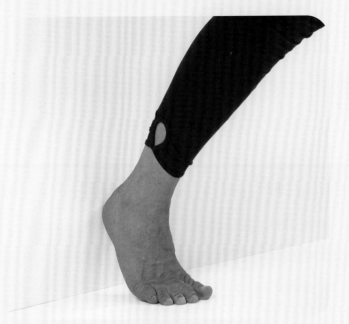 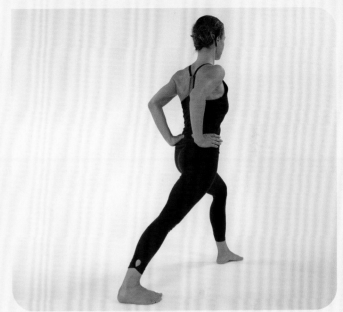

骨盆平衡练习

- 以大弓步开始，将一侧脚跟紧贴墙壁。

- 将注意力集中在前面的那条腿上。

- 将前面那条腿的膝盖笔直地指向正前方，脚的外侧缘和大脚趾趾腹紧贴地面。

- 呼气，微微屈曲前面那条腿的膝盖。然后吸气时进一步拉伸少许，保持膝盖仍然指向正前方。

- 不断增加屈膝的程度，拉伸后面的那条腿，同时使左大腿微微向外旋、小腿微微向内旋，以加强腿部的螺旋结构。应注意始终保持膝盖指向正前方。

骨盆-脚部联动练习

- 以大弓步开始。

- 注意前方屈曲的膝盖应位于脚部正上方。

- 伸直后面的那条腿，脚略微向外偏，脚外侧缘和大脚趾趾腹扎根于地面，膝盖处于拉伸状态。

- 小心地将骨盆转向侧面。

- 使后面那条腿的大腿微微向外旋、小腿微微向内旋，与一般状态下战士一式位于后方伸直的腿的旋转方向相反。这样可以锻炼后面那条腿的稳定性，使足弓活跃地抬起。

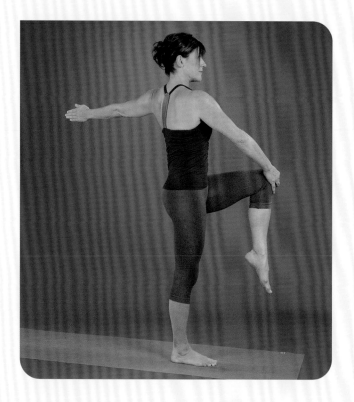 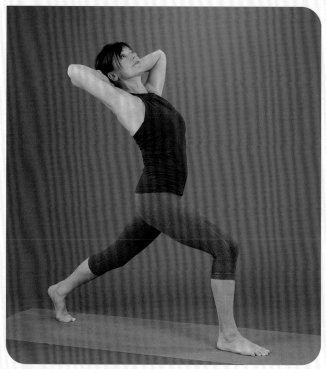

瑜伽序列　以健康的小腿为重点

第1步：端正骨盆使身体稳定又灵活

- 以站立姿势开始，将身体重量转移至右腿，让骨盆后侧下沉，左腿处于自由状态。
- 将左膝抬起，并用双手抱住。挺直右侧腹股沟。
- 松开左手，吸气时将左手抬高至前额附近。
- 呼气，左臂打开并向后划出一道弧线。
- 将身体向前转动。

第2步：做出顶天立地的弓形

- 在上一步的基础上，将屈曲的左腿一边向后移动一边伸直，背部保持伸展且稳定的姿势。
- 注意，右侧脚趾，尤其是脚趾球要紧贴地面。
- 吸气，屈曲右膝。下沉骨盆的左后侧，将腹股沟向前挺，并将骨盆的右侧向后转动。
- 上半身向后倾斜，呈宽大的弓形。
- 双手十指相扣置于头部后方，肘部指向斜上方。
- 两侧拇指置于头部的下侧缘，辅助头部向后仰。

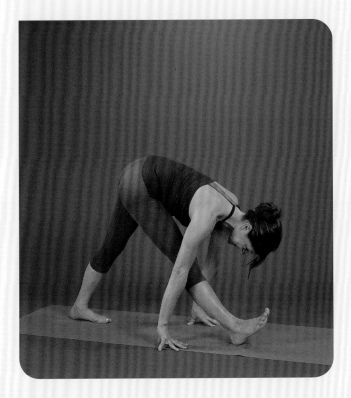

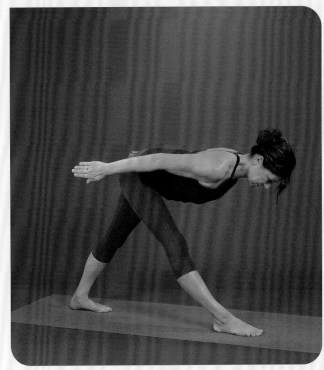

第3步：使腿和脚成为一个整体

- 接着上一个动作，将髋部向后移，使左脚跟着地，从髋关节处向前屈曲上半身，拉伸背部。
- 伸直右腿并抬起前脚掌，使脚跟着地、脚趾张开。
- 将坐骨向天空方向引导，使右侧坐骨和脚跟向相反方向发力以拉伸右腿。此时双手可以接触地面，以帮助身体保持稳定并提高拉伸强度。
- 呼气，屈曲右膝，吸气时再次伸直右腿。注意，膝关节无论是屈曲还是伸展都应保持同样的方向。
- 交替屈曲和伸展右腿3~5次后，在伸展姿势下呼吸5次。

第4步：由屈曲转向直立

- 接着上一个动作，使右侧足底完全接触地面。
- 将身体重量均匀地分布在双脚上。
- 这个体式可以使双腿都得到拉伸，身体在这个体式下非常稳定。感受大腿至膝盖向外旋、小腿向内旋的腿部螺旋结构。
- 吸气，使背部平行于地面。从地面向后抬起双手，使其与背部平行。发力使髋部和头顶相互远离，感受身体此时的纵向张力。
- 随着下一次吸气，进入战士一式。屈曲右腿，抬起左脚跟，用脚趾撑地。向上举起双臂，感受整个身体的舒展与自由。

侧角伸展式（Utthita Parsvakonasana）：以膝盖为重点 II

>> "Utthita"的意思是"伸展"，"Parsva"的意思是"侧面"，而"Kona"是"角"的意思。在该体式中，你可以体验到如何从稳定中生出自由和新空间。在强有力的站立姿势下，由内而外的扩张得以实现。瑜伽教会我们识别身体的局限并打破这些局限。

动作要点解析

◆ 双脚分开站立，双脚间的距离约为肩宽的两倍。

◆ 将左侧髋关节向外旋，直至左膝指向正左方。

◆ 此时左侧大腿、膝盖和小腿都正对左侧，左膝屈曲并正对左脚第二趾。

◆ 将右脚的外侧缘用力踩在地面上，抬高内踝，此时从脚跟到大脚趾趾腹之间形成一个弓形。

◆ 将右手的指尖滑至右脚，使右肩向骨盆的方向滑动。

◆ 以大弧度向上抬起右臂，左肩随之下沉。注意右臂应与右耳保持一定的距离。

◆ 随着右臂的上抬，上半身整体向左倾斜。

◆ 下沉骨盆，将左侧前臂置于左侧大腿上。

◆ 左侧前臂的动作可以使膝关节保持稳定。

◆ 使骨盆后侧朝后下方发力。

◆ 随着呼吸，你会感觉到自己内在的力量。想要提高练习强度，可以让左侧前臂离开左侧大腿，尝试继续保持身体的稳定。

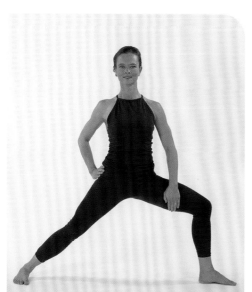

◀ 骨盆像放在桌子上的碗一样，挺直且端正。在这个体式中，你可以明显感受到深层臀肌被激活。左侧大腿主动外旋，左膝正对左脚第二趾。

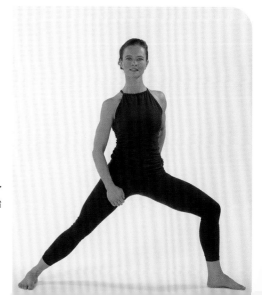

▶ 左侧脚跟微微抬起，脚趾球紧贴地面。

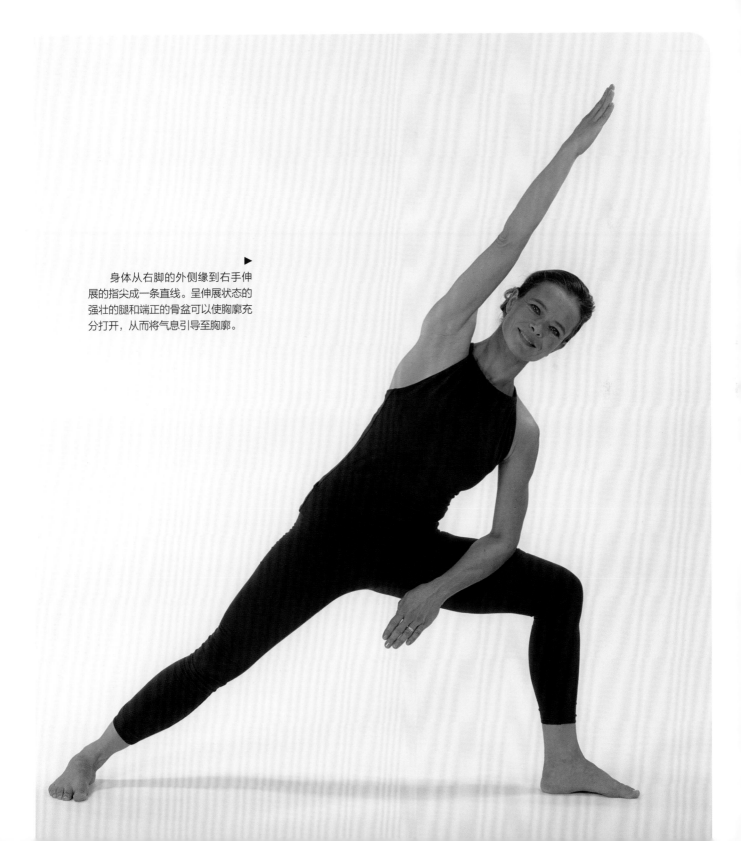

　　身体从右脚的外侧缘到右手伸展的指尖成一条直线。呈伸展状态的强壮的腿和端正的骨盆可以使胸廓充分打开，从而将气息引导至胸廓。

侧角伸展式的意义

发现不对称的秘密

　　人类是用双脚交替行走的，而不是对侧步行走的。在行走过程中，脊柱左右交替旋转。从脊柱、胸廓和肋腹部来看，不只是行走，人体的运动基本上都是不对称的。侧腹部的拉伸就是瑜伽练习中典型的非对称运动，正如战士一式一样。侧角伸展式以躯干为轴心，身体的一侧打开，另一侧肢体聚合。手臂、腿部和髋关节的不对称进一步加强了侧腹部的伸展：一侧膝盖屈曲，另一侧膝盖伸展；一只手臂在上，另一只手臂在下；一只手臂支撑在膝盖上处于稳定状态，另一只手臂则可以自由活动。

侧角伸展式的重点

保证膝关节的安全

　　只有正确屈曲膝关节才不会造成膝关节和软组织损伤。下楼梯时经常发生膝盖超过脚尖的情况，这会给前交叉韧带带来压力。而侧角伸展式中屈曲的膝盖正对脚的第二趾，从解剖学角度来说，这正是合适的姿势。此外，这个体式恰好符合腿部的螺旋结构，可以增加膝盖的稳定性。伸直的那条腿上的3个大关节（髋关节、膝关节和踝关节）在一条直线上可以有效地支撑身体。

侧角伸展式在医学中的应用

膝盖疼痛的自我治疗

　　练习侧角伸展式有助于膝关节正确发力，可以减少腿部重要关节的磨损，增强大腿肌肉的力量。这个体式非常适合治疗因长时间超负荷工作造成的慢性软组织损伤、轻度膝关节炎、膝外翻和膝内翻等。对膝关节发力的矫正对预防内侧韧带和半月板损伤也至关重要。此外，练习这个体式还能增强骨盆和肋腹部的功能。旋转躯干也可以锻炼到腹斜肌。

　　注意，如果膝关节和髋关节有炎症，应当适当调整练习强度。这个体式对髋关节撞击综合征（FAI）患者来说可能是危险的。

　　解剖学知识：膝关节是人体最复杂的关节之一。两个关节头在胫骨平台上旋转和滑动：内侧的是旋转度很高的扁平球窝关节头，外侧的是作为滑动部件的鞍形关节头。半月板正是为这两个功能量身定制的：内侧半月板辅助旋转，外侧半月板则辅助滑动。

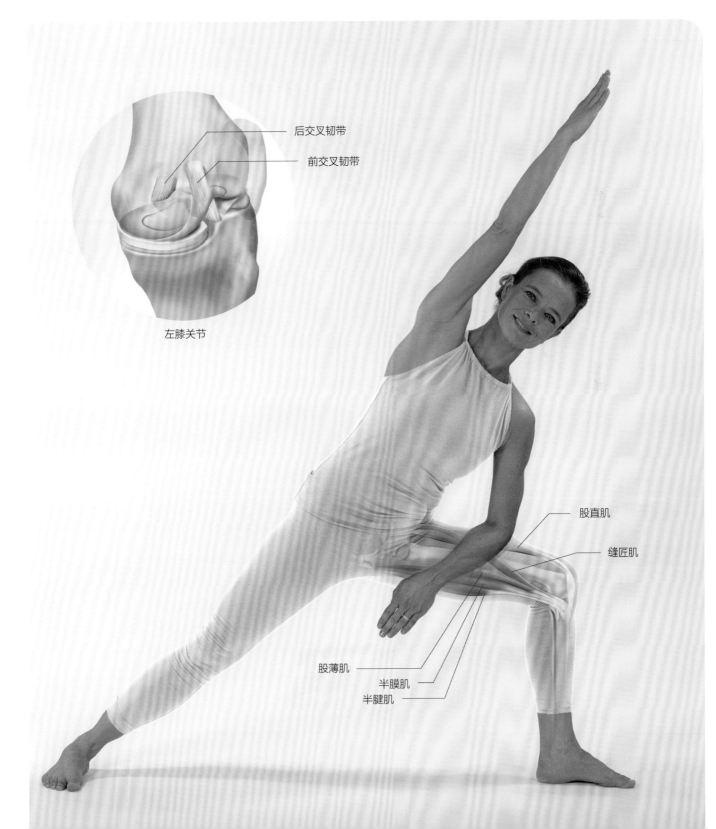

后交叉韧带

前交叉韧带

左膝关节

股直肌

缝匠肌

股薄肌

半膜肌

半腱肌

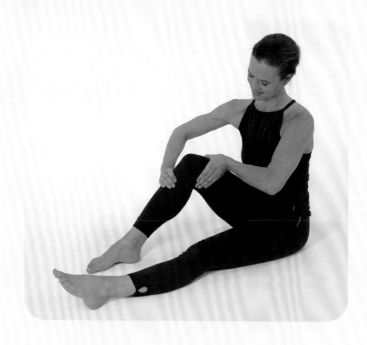 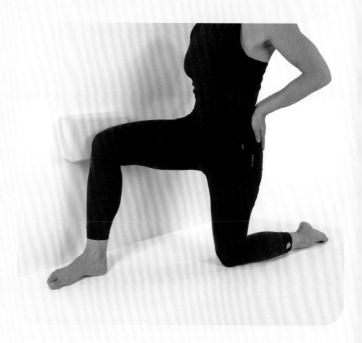

功能性练习 以膝盖为重点 II

膝盖螺旋练习

- 以长坐姿势开始，将右膝抬起。

- 在双手的帮助下，感受膝盖的螺旋式旋转。

- 将左手放在大腿内侧、膝盖上方，以帮助大腿外旋。

- 将右手放在小腿外侧、膝盖下方，以帮助小腿内旋。

- 朝相反方向旋拧大腿和小腿，感受大腿内侧至膝盖外侧以及小腿至大脚趾趾腹的螺旋结构。

跪姿单侧膝盖抵墙练习

- 在墙边单膝跪地，右脚在前，注意右脚的外侧与墙面平行。

- 在右膝和墙壁之间放一块瑜伽砖。

- 右侧的脚跟位于膝盖的正下方。脚跟处于直立状态，脚趾趾腹牢牢扎根于地面。

- 使右侧大腿的内侧向前上方发力。

- 保持右脚紧贴地面并将右膝紧贴在瑜伽砖上。右膝要在右脚中部正上方保持稳定。

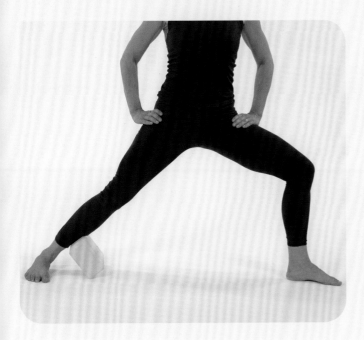

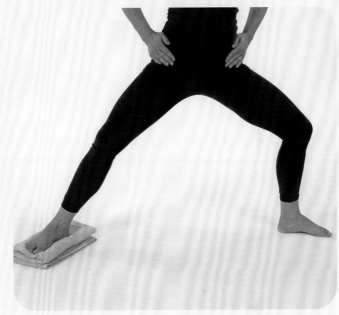

腿部拉伸练习

- 双脚分开站立，保持一腿距离。左膝屈曲并正对左脚第二趾。
- 伸直右腿，将瑜伽砖置于右侧小腿内侧。
- 保持右脚外侧缘紧贴地面。注意右脚跟要直立，大脚趾趾腹要扎根于地面。右腿发力使瑜伽砖保持稳定。
- 瑜伽砖可以使超负荷的拉伸腿得到放松。

腿部动态拉伸练习

- 将右脚放在卷起的毛巾上，微微屈曲右膝。
- 使髋部右侧在内旋和外旋之间小心而缓慢地切换，并使右脚在毛巾上流畅地滑动。整个练习的精髓都在这个动作上。
- 以骨盆转向右侧及右侧大腿微微外旋、小腿微微内收、脚跟直立、脚掌撑地这样的姿势结尾。

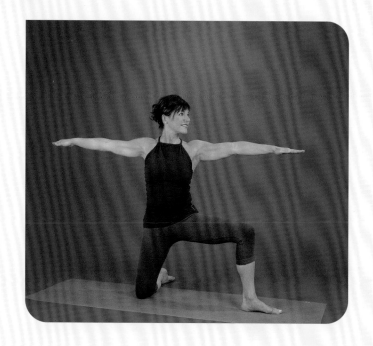
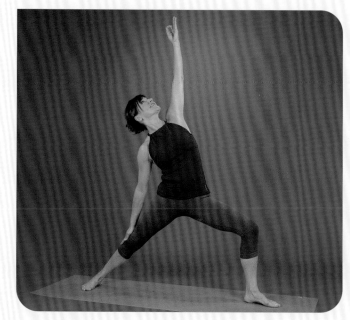

瑜伽序列 以膝关节的稳定性为重点

第1步：将双臂侧平举

- 右膝跪在瑜伽垫上，左侧髋关节外旋，左腿向外打开，左脚指向正左方。
- 下沉骨盆后侧，拉伸下背部。
- 左脚用力踩在地面上，左膝位于左脚中部的正上方。
- 感受大地的力量从左侧的脚底向上传递。将双臂向侧面展开。
- 头顶朝天空的方向发力。
- 保持身体挺直，朝着左臂方向远眺。
- 保持这个姿势呼吸几次。

第2步：将手臂笔直地指向天空

- 在上一步的基础上，呼气，保持背部挺直，然后将双手放在左腿两侧的瑜伽垫上。
- 将屈曲的左腿绷紧以使右腿更好地滑动。
- 将右腿向外滑，随着滑动伸直屈曲的腿，并使右脚指向正前方。此时左右脚垂直。
- 吸气。稳定的腿部姿势有助于很好地挺直背部。
- 左臂指向天空，右手沿着伸直的右腿下滑。
- 此时上半身向右弯曲呈弓形。

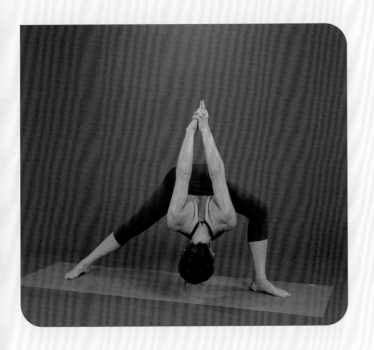

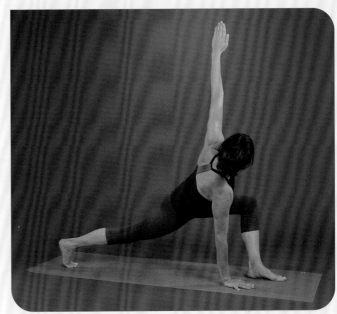

第3步：谦卑地向下躬身

- 吸气，将上半身由弓形恢复至挺直状态，向两侧水平伸展双臂。

- 呼气，将双手在骨盆后方结成善普纳手印（Sampurna Mudra）：双手并拢，掌心相对，两侧的食指和拇指伸展并贴在一起，其余3指紧扣在一起。

- 将头顶向天空方向引导并将双手用力向下引导。肩部下沉。

- 保持双腿稳定，从髋关节处向前屈曲上半身。头顶朝向地面，双手直指天空。保持背部的拉伸。

第4步：灵活地旋转身躯

- 呼气时，将整个身体向左侧旋转。

- 将结成善普纳手印的双手松开。

- 抬高右脚跟，并使右脚的指向与左脚的相同。此时双腿呈大弓步。

- 双臂像风车一样旋转，右手放在瑜伽垫上，左臂垂直指向天空。

- 注意左膝应朝向身体的正前方并正对左脚第二趾。

- 拉伸右腿后侧。

半月式（Ardha Chandrasana）：以臀部为重点

》 在瑜伽中，月亮代表着镇定、温顺和敏感的特质。月亮具有随着时间变化表现出不同月相的特点，这与我们每个阶段都有新变化的生活不谋而合。同时，人体生物钟变化也与月相存在千丝万缕的联系。

动作要点解析

- 在身体前方放置两块瑜伽砖。
- 以上半身深度前屈的姿势开始。
- 吸气，将前屈的上半身轻轻抬起，直至其平行于地面，然后将双手放在瑜伽砖上。
- 双臂和双腿分别位于肩膀和骨盆的正下方。
- 将身体重量转移至左腿，呼气，想象大地的力量通过足弓和膝关节上升，一直延伸到骨盆。
- 吸气，将右腿笔直抬高至与上半身在同一条水平线上。绷直脚面，使所有的脚趾都张开，这样可以使脚部得到额外的拉伸。

- 保持平衡，从瑜伽砖上松开右手，将其放在骨盆右侧。
- 吸气，将骨盆右侧向上旋转。
- 右肩也随之转向天空。
- 最后，右臂向天空伸展，左手指尖撑地，双臂在一条直线上并垂直于地面。
- 你可以看向支撑手、向上伸展的手或直视前方。
- 此时你的身体全方位地打开。想象自己像天空中的月亮一样闪闪发光。

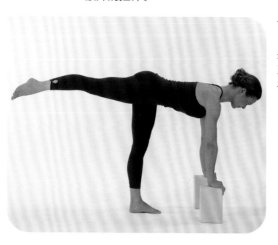

◀ 发力使右脚跟和头顶在水平方向上相互远离。骨盆保持平衡。

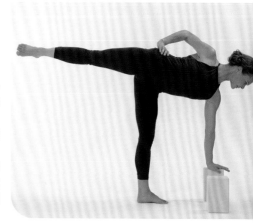

▶ 在半月式中，骨盆需要灵活地转动，而要做到这一点，离不开稳定的支撑腿。此外，你还应该感受到骨盆深层肌肉在这个体式中起到的重要作用。

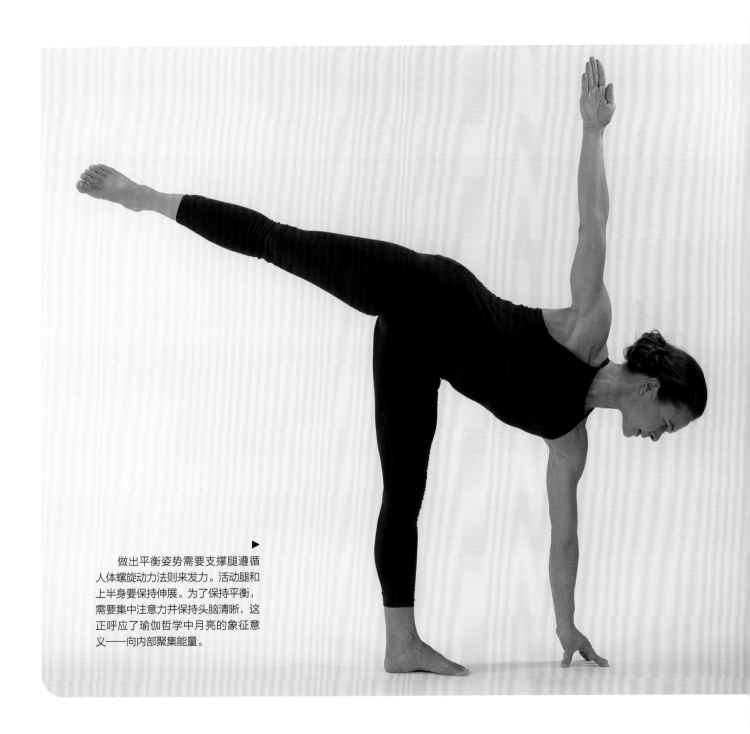

做出平衡姿势需要支撑腿遵循人体螺旋动力法则来发力。活动腿和上半身要保持伸展。为了保持平衡，需要集中注意力并保持头脑清晰，这正呼应了瑜伽哲学中月亮的象征意义——向内部聚集能量。

半月式的意义

增强臀部和腰部肌肉的力量

行走时，每走一步骨盆都会在上下、前后、左右这3个维度上移动：在支撑腿一侧，骨盆下沉；在活动腿一侧，骨盆上抬。同时，它又会以朝向支撑腿、远离活动腿的方式左右交替移动。这意味着活动腿侧髋关节外旋，而支撑腿侧髋关节内旋。半月式借鉴了步行时骨盆运动的模式，通过骨盆的旋转，臀部和腰部的肌肉得到锻炼——这些肌肉通常被忽视或锻炼不足。这样看来，仅仅练习一组半月式，就抵得上长时间步行对身体的激活作用，发明这个体式的瑜伽士真是太聪明了！

半月式的重点

髋关节：三维球窝关节头

在半月式中，髋关节的活动性和稳定性同时得到加强。躯干和活动腿形成一条直线，就像天平的"梁"一样，在球窝关节头上保持平衡。

该"梁"可以在支撑腿上像螺旋桨一样转动。为了使"梁"保持三维平衡，支撑腿侧的臀部肌肉必须完美地协同工作。此外，后背和肋腹部肌肉必须正确发力，以保证躯干的稳定性。臀部的外旋肌群也应足够强健，这样才能将股骨头牢牢固定在髋臼内。

半月式在医学中的应用

打造终身强劲的臀部

半月式非常适合治疗髋关节周围的肌肉无力（置入髋关节假体半年后经常出现这种情况）以及由髋关节疾病导致的跛行。因为练习这个体式时腿部动作可以使髋关节外旋肌群中的梨状肌得到加强，所以这个体式可以治疗梨状肌综合征，但是需要把握练习强度，过度练习反而会引发危险。对处于髋关节炎初期和患有髋关节撞击综合征的患者来说，这个体式值得尝试。

注意，该体式对有炎性疼痛或严重活动受限的髋关节炎患者来说是危险的。此外，如果练习者患有梨状肌综合征或髂胫束摩擦综合征，该体式会迅速导致受影响的肌肉超负荷，引发危险。与战士三式一样，如果患者在平衡方面有问题，跌倒的风险也会增加。

解剖学知识：走路时保持腿部稳定的主要肌肉是髋关节外旋肌群，它主要由6块肌肉组成，其中起关键作用的是孖肌和梨状肌。当骨盆抬起时，髋关节外旋肌群中的部分肌肉、盆底肌和臀肌必须强烈收缩以对抗重力。

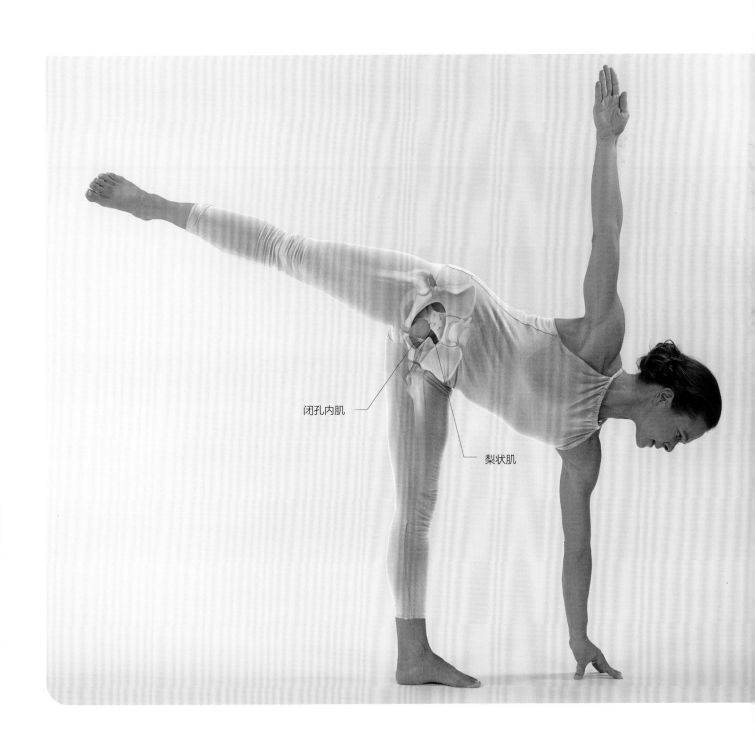

闭孔内肌

梨状肌

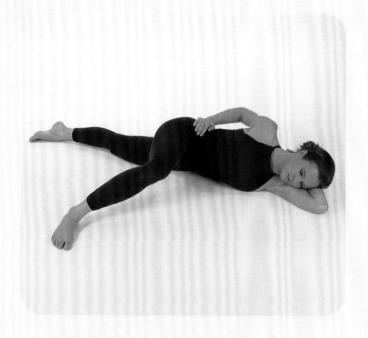

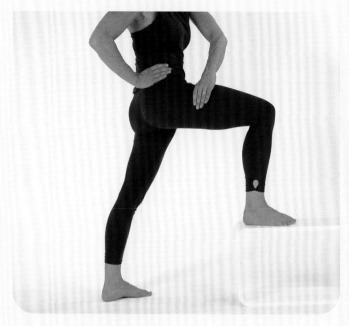

功能性练习　以臀部为重点

髋关节强力旋转练习

- 以左侧卧姿开始。右腿抬起与地面平行，右侧膝关节屈曲90°。

- 先将右膝放低至地面，然后将其抬回至起始位置。

- 右脚着地，脚跟在地面上保持稳定。

- 右侧髋关节轻轻向上抬、向外旋，脚跟离地，然后转回来。

- 重复这个精细的动作。在这个过程中，骨盆和膝盖应保持稳定。

- 你可以感受到髋部的深层肌群被激活。

髋关节螺旋旋转练习

- 以站立姿势开始，将右脚放在矮脚椅上。

- 右手位于右侧的髋骨旁，左手置于右侧大腿的外侧，身体微微向右偏转。

- 在左腿的支撑下，保持骨盆端正且挺直。

- 将身体重量向前移并将右膝笔直向前推。

- 身体向左转，恢复中立位。右腿保持稳定和笔直。

- 回到起始位置。

- 重复几次上述动作，然后在双手的辅助下进行反向的旋转运动。

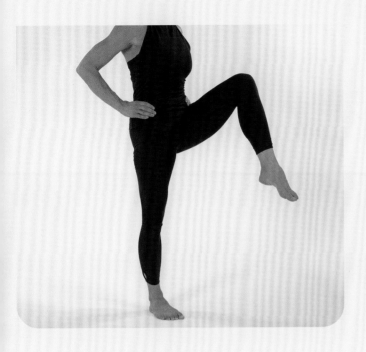

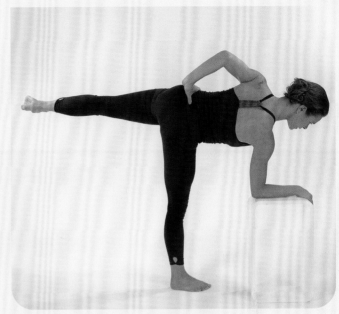

假想爬楼练习

- 从直立姿势开始，将身体重量转移至右腿。
- 缓慢而轻松地抬起左腿，假装踩在楼梯台阶上。
- 使骨盆右侧向后下方下沉。用臀中肌和臀小肌将骨盆右侧拉至低位。
- 左右脚交替重复几次，就像在小心地爬楼梯一样。

骨盆旋转练习

- 站在椅子前面，将右侧前臂放在椅背上，使前臂与上臂成直角。将左手放在腰部，打开双肩。
- 将身体重量转移至右腿。
- 将左腿抬高至与上半身在一条直线上。
- 将骨盆左侧小心地向上转，同时整个上半身随之翻转，直到完全朝向侧面，然后缓慢地往回转动。
- 保持支撑腿稳定，让骨盆流畅顺滑地转动几次。

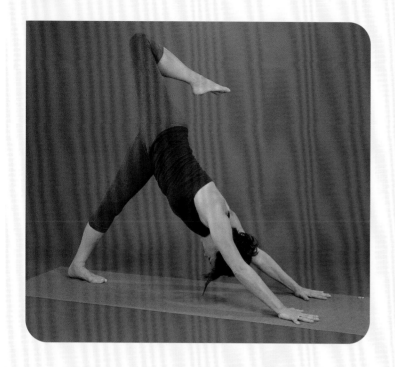

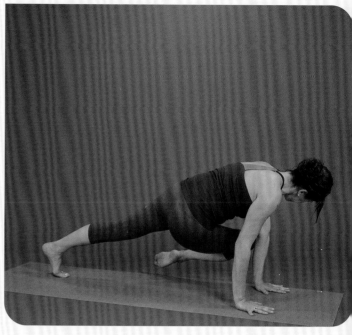

瑜伽序列 以骨盆转动为重点

第1步：将骨盆转向天空

- 如有必要，准备两块瑜伽砖放在垫子的前端。
- 以半月式的结束姿势开始，放下指向天空的手臂。身体向前，双手接触地面并向前伸展。
- 此时髋部不再位于左脚的正上方，而是前方。手和脚构成稳定的基础。
- 将身体重量转移至伸直的左腿。右腿绷直上抬，小腿向后勾，右脚靠近臀部。
- 下沉骨盆，注意骨盆左侧下沉得应比骨盆右侧更低。

第2步：将骨盆沉向地面

- 呼气，将抬起的腿下沉至地面，同时将身体重量转移至手臂。
- 将屈曲的右膝移动至左肘的外侧。此时骨盆右侧下沉得比骨盆左侧更低。
- 吸气，将右腿向后伸直，并将右脚放回地面，骨盆随之转动。
- 重复转动骨盆的动作几次。你的动作应该与你的呼吸节奏相协调。
- 在右膝移动至左肘外侧的时候开始下一步。

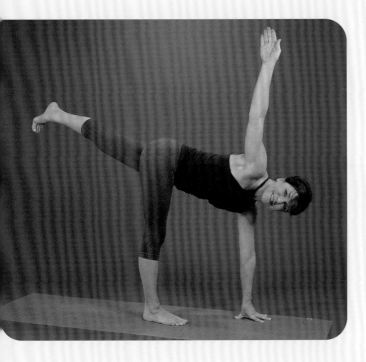 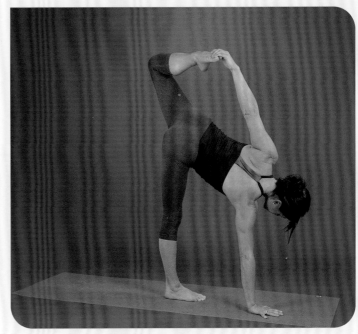

第3步：进入扭转的半月式

- 呼气，将右脚轻柔地放在双手之间靠后的位置，并与双手保持半臂距离。
- 将身体重量转移至右腿。
- 背部从骶骨处水平伸展。
- 右腿伸直，左脚从垫子上离开，左腿抬起至水平位置并伸直。
- 右臂向上伸直，指尖指向天空。
- 整个上半身向右翻转。

第4步：在半月式下使手脚相连

- 上半身往回转，眼睛看向瑜伽垫，右手放在瑜伽垫上。
- 右脚用力踩在地面上。骨盆朝向左侧。
- 右腿提供强有力的支撑。
- 屈曲左膝，用左手抓住脚背，向上方牵拉。
- 放松头部，然后将脚放回瑜伽垫。
- 换另一侧重复这个序列。

束角式（Upavistha Konasana）：以骨盆为重点 I

》 坐姿是练习其他瑜伽体式非常重要的预备功。能够长时间保持身体无压力且放松地挺直也是冥想的基本要求。正确的坐姿对于感受内心的平静以及清晰和自由的呼吸至关重要。

动作要点解析

◆ 以舒服的坐姿开始。

◆ 双手从侧面滑动至两侧坐骨。坐骨向外突出，用手指可以明显触摸到。

◆ 肚脐内收，骨盆也随之向下发力。注意，此时背部应该呈微微外凸的圆润弧形。

◆ 背部向前挺，腰部凹陷。此时背部应该呈微微内收的圆润弧形。

◆ 上述两个动作来回变化。让你的运动幅度变得越来越小，直到坐骨像骨盆的"小脚"一样处于中立位。在此位置，你可以用手指明显地触摸到坐骨。

◆ 保持躯干挺直并放松双手。

◆ 从内部挺直起来，感受坐骨像大树的根一样牢牢扎根于地面。

◆ 将脚底并拢收回在骨盆前，使脚跟贴近会阴。

◆ 将右腿斜着向一侧伸直。注意，此时右侧的膝盖和脚尖朝向天空。

◆ 将左腿也斜着向一侧伸直。

◆ 不需要过度拉伸自己的腿，这样你的注意力可以更好地放在对身体内部细微变化的感知上。少即是多。

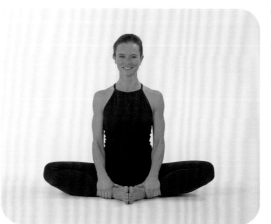

◀ 坐骨紧贴地面，身体保持平衡。头顶向上发力。脊柱保持自然的挺直状态。

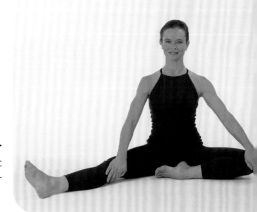

▶ 右腿从髋关节处向外滑出，脚跟向一侧倾斜，脚趾朝上。骨盆保持端正。

▶

在这个体式中，骨盆变得端正，从而使坐骨保持平衡，为脊柱的挺直奠定了基础。双腿打开的角度足够大可以增强髋关节的活动度和腿部肌肉的弹性，并为背部提供强大的力量。

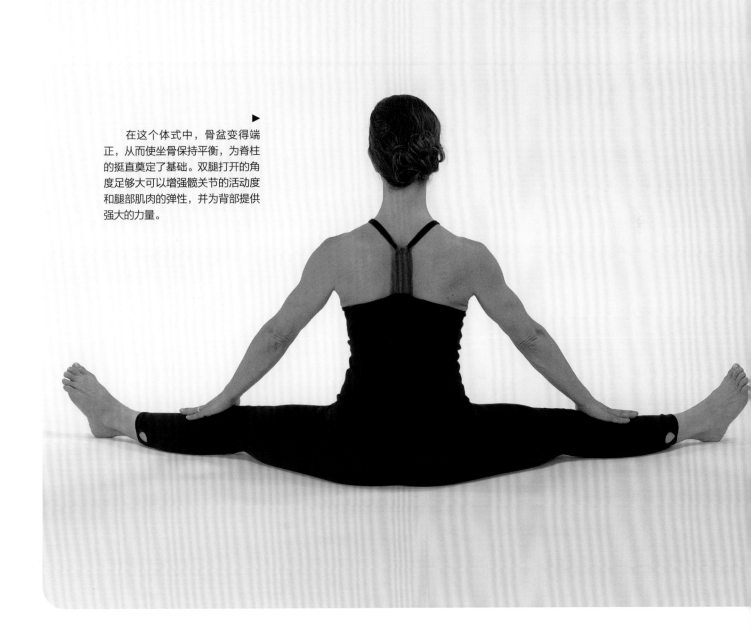

坐角式的意义

端正骨盆

人类能够借助双脚站立起来依靠的正是骨盆和髋关节。你可以把骨盆想象成一个装满水的碗：如果骨盆不能保持端正，比如站立时骨盆向前倾斜，骨盆内的"水"就会从前面"洒"出。在现实生活中，骨盆不正会导致髋屈肌萎缩、背部疼痛、胃下垂和盆底肌无力等问题。

此外，由于长期久坐，腿后腱不复自然长度。弯腰时，髋关节无法完成必要的屈曲。骨盆后倾，负荷完全由椎间盘承担。许多人刚接触坐角式时无法保持骨盆端正，恰恰说明他们存在这些问题。定期练习坐角式对保持骨盆端正和坐骨平衡非常有帮助。

坐角式的重点

端正的骨盆与富有弹性的腿部肌肉

这个体式的重点是腿部肌肉的充分拉伸以及骨盆的端正，这二者相互影响。腿部肌肉必须富有弹性，能够充分拉伸，这样才能使骨盆端正、腰椎挺直。具体来说，这意味着站立时，髋屈肌必须伸展且富有弹性，以使骨盆从前倾变得端正、腰椎从前凸变得挺直。反之亦然：想要更好地拉伸腿部，坐骨神经必须长而有弹性，骨盆必须从后倾变得端正，腰椎则要从后凸变得挺直。

坐角式在医学中的应用

增强坐骨的灵活性

坐角式激活了髋关节，锻炼了坐骨，其周围的肌肉被充分拉伸，所以这个体式对踢足球、划船、骑行等运动的表现都有很好的促进作用。坐角式还可以矫正坐姿，复原后凸的下背部，使腰椎恢复自然挺直，减轻久坐带来的不适。同时，坐角式可以使骶髂关节的下部紧密闭合，这对骶髂关节不适非常有好处。此外，坐角式还可以减轻椎管承受的压力，治疗椎管狭窄。

注意，对腰椎间盘突出症患者来说，坐角式可能会引发急性腰椎间盘突出。你如果有上背部畸形问题，也不应该练习这个体式。你如果患有膝关节炎或髋关节炎，请不要高估自己的运动能力，若感到不适，请及时停止。你如果感到鹅足腱不适，则应该减小双腿打开的角度。有骨盆倾斜和脊柱侧弯问题的人练习时应该格外注意保持身体端正。

解剖学知识：盆腔由髂骨和骶骨构成，骶髂关节位于二者之间。收缩的盆底可以稳定骶髂关节。腿后腱起自坐骨结节，并沿着腿的后部一直延伸到膝盖。

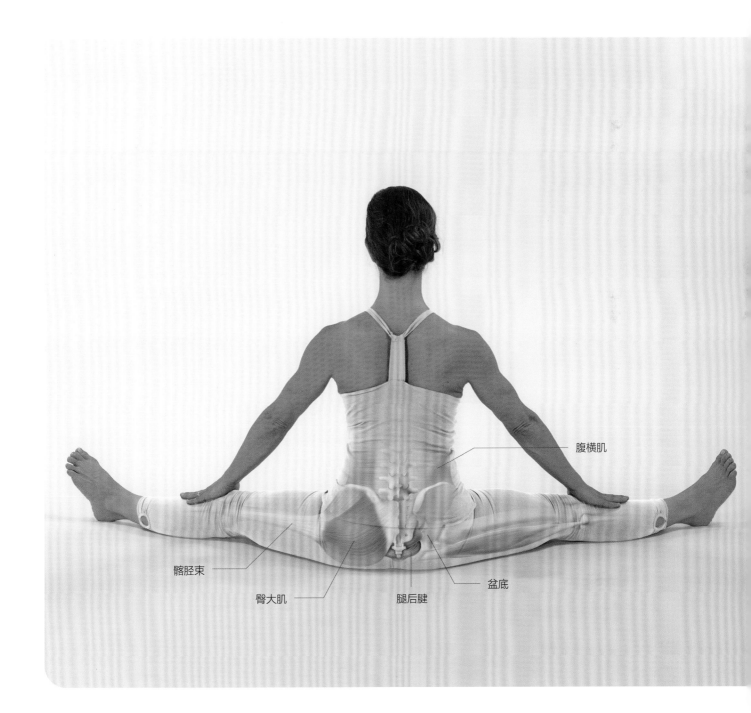

腹横肌

髂胫束

臀大肌

腿后腱

盆底

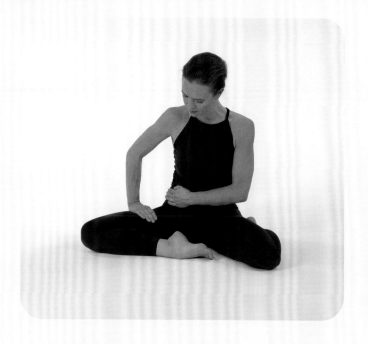
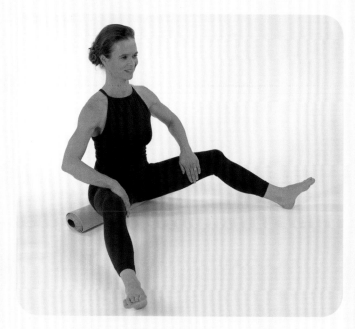

功能性练习　以骨盆为重点 I

骨盆螺旋统一练习

- 以Z形坐姿开始，即在坐角式的基础上将左小腿向后勾，屈曲右腿，并将右脚置于会阴前。

- 左手放在骨盆右侧。右手放在右侧大腿上，并尽可能靠近髋关节。

- 右侧髋关节内旋，向肚脐转动。

- 骨盆右侧向外下方压，从而增强右侧髋关节的外旋。

- 有节奏地交替进行髋关节的内旋和外旋。挺直身体，使肚脐与骨盆保持一定距离。请在双手的辅助下完成动作。

骨盆辅助挺直练习

- 坐在卷起来的瑜伽垫或稳当的冥想枕上。使用辅助工具使骨盆处于较高的位置，有助于更好地挺直身体。你如果觉得在这样的辅助下可以坐更长时间和更放松，那么请在日常练习中使用辅助工具。

- 进入坐角式，打开双腿。

- 当骨盆位置升高，屈曲双膝有助于保持稳定和内部的端正挺直。

- 脚跟着地，脚掌悬空。

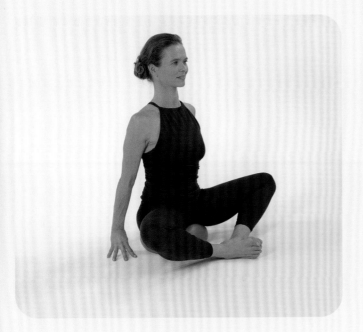

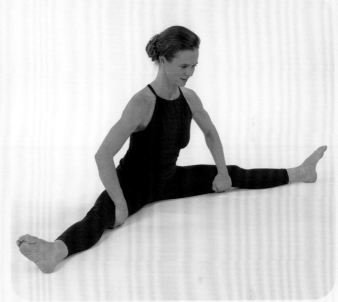

盆底探索练习

- 双脚相贴坐在地面上，将一个软球放在骨盆下面。

- 刚开始坐在软球上身体会不稳定，你可以通过改变坐骨和骨盆位置以及周围肌肉的发力，让身体重新保持挺直和端正。

- 在探索过程中，骨盆轻轻降低时，腰椎向前凸，两侧坐骨打开，盆底变宽。而当骨盆轻轻抬起时，两侧坐骨相互靠近，腰椎向后凸。

- 当你的身体找到平衡时，请闭上眼睛，想象你呼入的空气深深地流入骨盆。

支撑鞠躬练习

- 以坐角式开始，将双手支撑在骨盆后面，以辅助挺直骨盆和拉伸脊柱。

- 双臂向上伸，上臂靠近太阳穴。因为支撑的消失，背部肌肉的收缩越来越强烈。

- 背部保持挺直，身体向前倾，大腿主动向外翻。

- 将双手放在腘窝下方，使前臂紧贴大腿，用手将大腿内侧肌肉向上提拉。

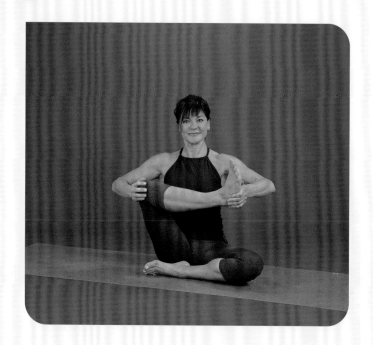 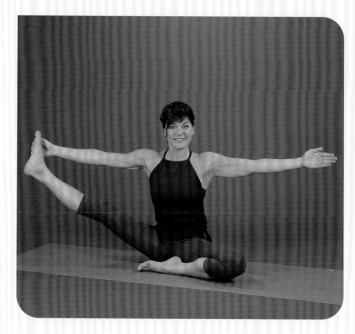

瑜伽序列　以灵活的髋关节为重点

第1步：灵活地摆动小腿

- 以闭合的坐角式开始，即在坐角式的基础上屈曲双腿，使双脚靠近会阴处、左右小腿交叠。
- 用右手握住右膝，用左手握住右脚跟。
- 抬起右小腿，注意大腿与小腿成直角。将右侧髋关节向外旋转。
- 左右摆动小腿以锻炼髋关节的灵活性。
- 进行幅度较小的圆周运动。
- 保持骨盆平衡和挺直，拉长背部，将腰部向内轻轻摆动。

第2步：单腿抬起

- 在上一步的基础上，用右手握住右侧的大腿、小腿或脚部。
- 注意脚背与小腿成直角。
- 用力挺直脊柱，呼气，将右腿向右外侧伸直。
- 随着右腿的伸直，双臂向两侧打开。
- 保持该姿势呼吸几次。

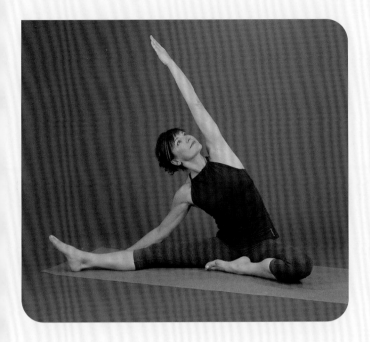

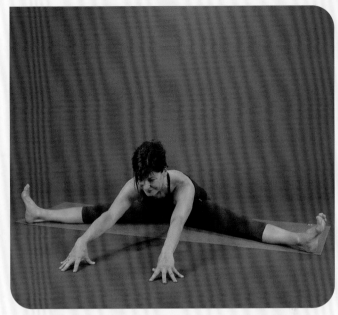

第3步：侧向伸展

- 在上一步的基础上，将右腿放在瑜伽垫上并向右侧伸直。

- 注意脚趾和膝盖朝上。

- 脊柱保持自然挺直，腰部微微内收。

- 吸气，在呼气的同时向上抬起左臂并向右侧倾斜至伸直的右腿上方，上半身也随之向右倾斜。

- 骨盆左侧下沉，牢牢扎根于地面。

- 保持该姿势呼吸几次。

第4步：真诚地鞠躬

- 在上一步的基础上，挺直上半身，将左腿在瑜伽垫上滑动至伸直状态。

- 将肚脐向前上方引导。

- 积极将头顶向上推，感受背部被拉长。

- 上半身从髋关节处向前倾，双腿后侧和内侧的拉伸得到加强。

- 进一步打开双腿，尽可能使双腿在一条直线上。此时坐骨的间距变得更宽。

- 尝试一下在保持背部拉长的情况下能向前伸展多远。注意用双手和前臂来支撑。

- 换另一侧重复该序列。

头碰膝前屈伸展坐式（Janu Sirsasana）：以骨盆为重点 II

» 在梵语中，"Janu"是"膝盖"的意思。人在跪坐的时候需要屈曲膝关节，因此"Janu"在瑜伽中也是恭顺的标志。"Sirsa"即头部，代表着思想活动、智力，天极就位于此处。在瑜伽中，天极是通往至高无上的门户，被称为"梵顶穴"（Brahmarandhra）。用头触碰膝关节，这种连接表示的是奉献精神，即愿意融入更大的世界。

动作要点解析

- ◆ 以长坐姿势开始。屈曲双膝，将脚跟用力踩在瑜伽垫上。
- ◆ 感受骨盆的对称、端正。
- ◆ 如果你此时靠着墙壁而坐，则应该让臀部、肩胛骨和头后部紧贴墙壁。
- ◆ 慢慢伸展双腿。保持骨盆和背部挺直。
- ◆ 将左脚滑动至骨盆前，使左腿尽可能贴近上半身。

- ◆ 呼气，将左膝向外翻转靠近瑜伽垫，使左脚紧贴右大腿内侧，脚跟尽可能靠近骨盆。
- ◆ 注意使骨盆处于端正、挺直状态。
- ◆ 呼气，将上半身从髋关节处向前倾。
- ◆ 将上半身下沉至右腿。
- ◆ 将双手自然放在双腿旁。你也可以用双手抓住右脚，这样也许能让你更放松，使肩部和头部自然下沉。

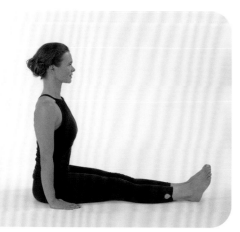

◀ 在长坐姿势下，上半身应该像权杖一样挺立。骨盆挺直，肚脐抬高，髋关节屈曲。

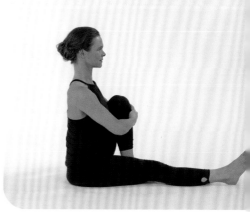

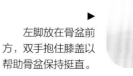

▶ 左脚放在骨盆前方，双手抱住膝盖以帮助骨盆保持挺直。

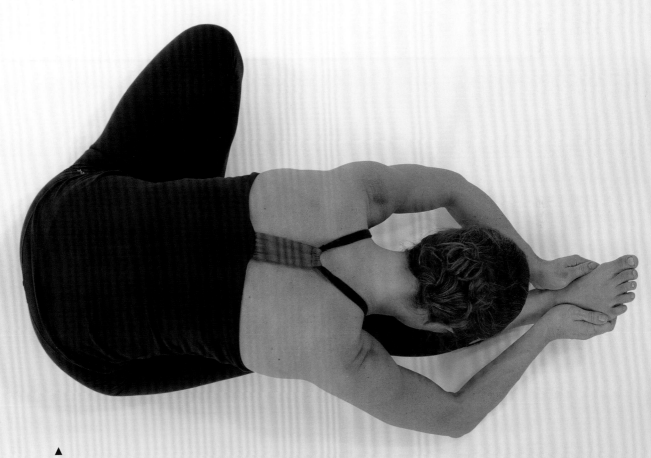

▲　用头去触碰伸直的膝关节需要
身体有良好的灵活性和柔韧性。身体
前屈需要髋关节足够灵活。前屈时背
部应该保持放松。

头到膝前屈伸展式的意义

身体中部的不对称性

正如我们之前提到的，人在行走时，肌肉骨骼系统的运动具有不对称性。头到膝前屈伸展式就模拟了这种不对称。从肌肉和关节的角度来看，这个体式中一条腿负责承受身体的重量，另一条腿则很灵活；一条腿伸直，另一条腿屈曲，左右交替变化。腿部的不对称性也延伸到了身体中部：一侧骶髂关节轻轻地关闭，另一侧则打开，骨盆和盆底也是不对称地工作。瑜伽练习者可以充分感受到骨盆的三维动态，简直太棒了！

头到膝前屈伸展式的重点

骶髂关节：三维动态

很少有人拥有端正而挺直的骨盆。头到膝前屈伸展式可以有针对性地纠正骨盆倾斜。多么神奇，左右不对称运动反而能够恢复身体结构的对称性，其原理正是锻炼身体两侧肌肉骨骼系统的配合，类似于左右手的相互配合。

头到膝前屈伸展式在医学中的应用

纠正骨盆倾斜

头到膝前屈伸展式可以激活髋关节和骨盆：屈曲和向外翻转膝关节可以锻炼髋关节；而在对侧，随着腿的伸展，腿后腱得到拉伸，上半身的脊柱也得到了拉伸。这个体式非常适合治疗脊柱侧弯和骨盆倾斜。

注意，这个体式有引发急性椎间盘突出症的风险，练习时应采取与坐角式中提到的相同的预防措施。同样也要注意，如果骶髂关节被过度刺激，应该及时停止练习。

解剖学知识：80%的腹部、胁腹部、肋间和背部肌肉都是斜肌。斜肌由两个相互垂直的锯齿状的倾斜系统组成，一个像字母A，一个像字母V。这两个系统以复杂的方式"手拉手"协同工作。

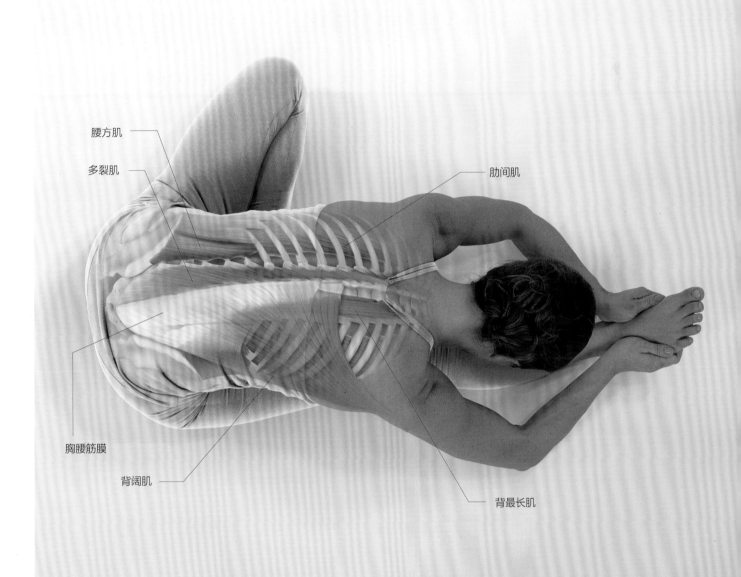

腰方肌

多裂肌

肋间肌

胸腰筋膜

背阔肌

背最长肌

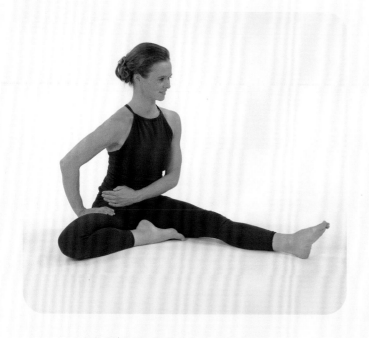
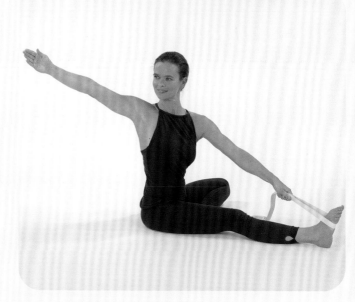

功能性练习 以骨盆为重点 II

高强度骨盆激活练习

- 以正坐姿势开始，伸直左腿，将右脚置于左侧大腿内侧。
- 将双手放在骨盆右侧。
- 将骨盆左侧向后下沉。
- 将骨盆右侧转向肚脐的方向。
- 你可以感觉到坐骨左侧向内移动。盆底在这一侧是激活的。
- 向右伸展盆底，向外拓宽坐骨。

骨盆自由旋转练习

- 这次换成伸直右腿、屈曲左腿。在右脚上挂一条瑜伽带，用左手抓住瑜伽带两端。
- 呼气，挺直骨盆和背部。
- 吸气，将左侧坐骨扎根于地面，上半身向右旋转，右臂斜向上伸展。
- 在保持骨盆挺直、端正的基础上，进一步加大上半身的旋转幅度。

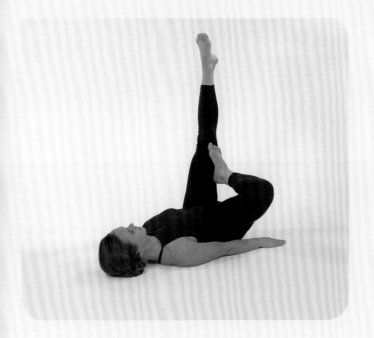

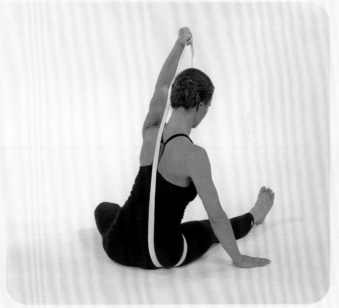

天空漫步练习

- 仰卧，屈曲双腿，将双膝靠近上半身，并将双脚放在骨盆前面。
- 骨盆右侧下沉至瑜伽垫。左膝向外打开，再恢复。换另一侧重复动作。
- 双腿向上伸展，与地面垂直。
- 髋部右侧外旋，右脚底紧贴左腿内侧并向下滑动，直至滑动到大腿内侧。左脚在天空中做迈步的动作。

背部-骨盆联动练习

- 将瑜伽带绑在右侧大腿上，使其从右侧坐骨下方穿过到达身体后方。
- 伸直右腿，将骨盆右侧向后方下沉。调整瑜伽带，使其紧贴在身上。
- 用左手从背后抓住瑜伽带并用力向上伸展手臂。
- 将上半身微微向右旋转。

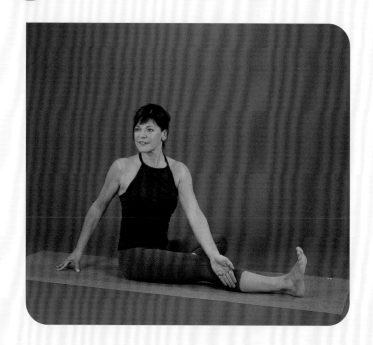 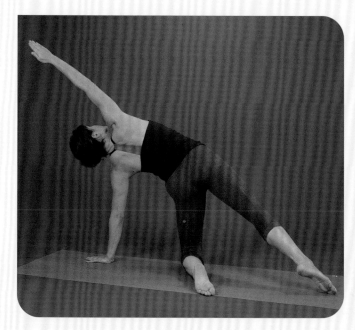

瑜伽序列 以骨盆中部为重点

第1步：螺旋旋转上半身

- 以上半身挺直的头到膝前屈伸展式开始。

- 吸气，从盆底汲取力量，感受自下而上的力量。将双肩打开并下沉，手臂自然置于身体两侧。

- 呼气，从头部开始将上半身向右转。伸直手臂，将右手放在身体后面，将左手放在右腿外侧。

- 用左手背轻轻按压右腿，以激活骨盆。

- 吸气时强化上半身的直立，呼气时旋转身体。

第2步：充分调动下半身的支撑作用

- 在上一步的基础上，身体恢复朝向正前方。

- 向左旋转身体，使骨盆右侧与瑜伽垫分离。

- 左手放在骨盆后面，不必与左腿对齐。

- 吸气，在左手和左侧小腿的支撑下，利用盆底的冲力使骨盆与瑜伽垫分离。

- 右腿从髋关节到脚趾尖绷直，右臂在身体上方划出一道宽大的弧线。

- 有力地激活臀肌，充分伸展腹股沟。

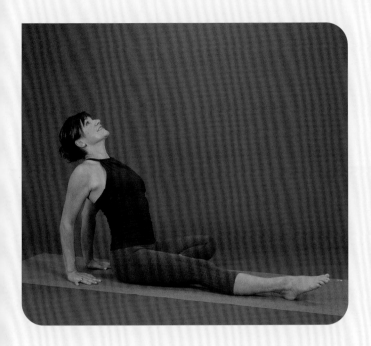

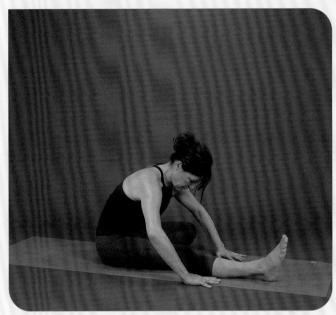

第3步：将胸部挺向天空

- 在上一步的基础上，将臀部下沉至瑜伽垫。向上伸展的右臂也随之放下，右侧脚趾尖保持绷直。
- 骨盆下沉并挺直。
- 双手放在骨盆后面。
- 从下背部开始，将上半身缓慢向后弯，就像躺在一个大球上一样。
- 慢慢舒展身体前侧，放松腹肌，打开双肩。

第4步：C形前屈

- 在上一步的基础上，将身体由后弯变成前屈。
- 保持心脏空间宽广，同时小心地将身体重量向前移，直至身体呈宽大的C形。
- 坐骨和头顶向相反的方向发力。腹壁内收。
- 将双手放在右腿两侧起支撑作用。
- 换另一侧重复该序列。

半船式（Ardha Navasana）：以身体中部为重点

》 半船式具有美好的寓意，是对在生命的海洋上远航的瑜伽练习者的祝福。半船式可以激活整个骨盆区域和腹部，激发练习者的勇气和自信。

动作要点解析

- 以长坐姿势开始，滑动双脚使其靠近骨盆。
- 双手放在膝盖上。肘部微屈，双肩打开。
- 上半身微微向后倾，骨盆轻轻抬起。骶骨向后下沉。
- 将尾骨拉向耻骨方向，使下背部呈弓形。
- 头部和颈部发力。
- 呼气，腹部向内收。
- 感受气息在被激活的身体中部自由流动。
- 身体继续向后倾，直到骶骨恰好位于瑜伽垫上，双脚离地。

- 保持身体平衡。收缩腹部肌肉使腹部保持紧张状态，缓慢地向前上方伸直双腿。
- 手臂平行于地面伸直。
- 只要呼吸顺畅，腹部和背部绷紧，就可以稳固地保持这种有力的像船一样的姿势。
- 要结束该姿势，可以将肩膀和头部往前移，将双膝拉向胸腔。

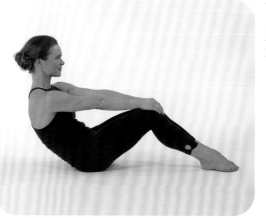

◀ 上半身向后倾。尾骨被拉向耻骨的方向。

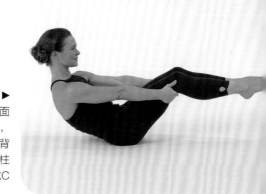

▶ 当双脚离开地面时，为了保持平衡，腹部会向内收。下背部随之调整，与脊柱其他部位共同形成C形弓状结构。

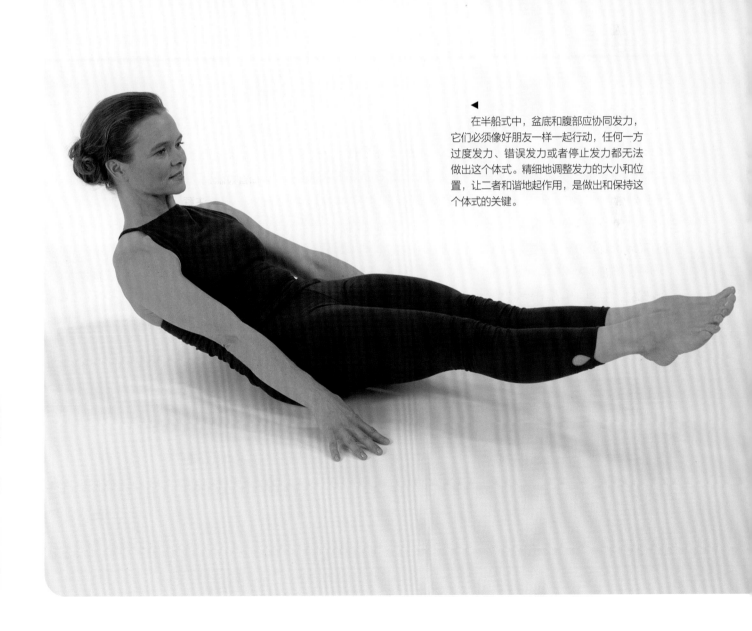

◀ 在半船式中，盆底和腹部应协同发力，它们必须像好朋友一样一起行动，任何一方过度发力、错误发力或者停止发力都无法做出这个体式。精细地调整发力的大小和位置，让二者和谐地起作用，是做出和保持这个体式的关键。

半船式的意义

充分激活腹肌

小腹被认为是健康和魅力的象征，激活腹肌的半船式则是瑜伽力量练习中的一颗明珠。随着头部和骨盆的后倾，整个脊柱都得到了充分锻炼。整个脊柱从头顶到尾骨绷紧成圆润的C形弓状结构。C形弓状结构可以使脊柱均匀受力，因此练习这一体式时不容易出现许多其他脊柱练习中常见的动作错误，如腰椎前凸、驼背、颈椎屈曲、头部前移等。

为了保持身体平衡和稳定，半船式练习者需要有灵活的腰椎，而且要让每一块腹肌都正确且强有力地发力，驱动上腹部、中腹部和下腹部的方式各不相同。值得注意的是，虽然支撑整个身体的力量来自身体的中部，但这个体式激活了全身。

半船式的重点

腹部肌肉：理论与实践

图书馆有将近一半的书讲的都是关于"真正的腹肌训练"的重复性知识，但在实践过程中，下面这些基本的肌肉生理知识更为重要。在进行腹式呼吸时，腹部应保持柔软；但在搬运重物或练习半船式时，腹部应该富有张力。腹部肌肉平时应该处于自然的紧张状态，既不太柔软也不太紧实，在完全松弛和最大张力之间交替变化。为了确保腹部在半船式中正确绷紧，必须将3对（上段、中段和下段）腹肌一起绷紧，尤其是下段。腹部既不能像桥一样向上凸也不能向下凹。它略微呈水槽形。注意，练习中腰椎不可以前凸！

半船式在医学中的应用

利用腹部力量保护椎间盘

半船式可以拉伸并激活下背部、肋腹部、膈肌和肺部，非常适合解决腰椎前凸、腰骶部肌肉疼痛、驼背、躯干稳定性不足和腹部力量不足等问题。这个体式也是增强颈部深层肌肉力量的理想选择。在这个体式中，腹部发力除了可以保护背部，还能轻柔地刺激内脏器官。

注意，患有顽固的腰椎前凸、急性腰椎间盘突出症的人或有椎骨移位问题的人都不适合练习该体式。如果你患有椎管狭窄、髋屈肌萎缩和髋关节疾病，是否可以练习该体式尚有争议，为了规避风险最好还是不要练习。

解剖学知识：腹横肌是构成腹腔壁的结构,可以保护腹腔的脏器。腹横肌上方的腹直肌被结缔组织纵向和横向分开，因此我们可以看到这里有明显的6个肌肉块垒，这也就是我们常说的6块腹肌。

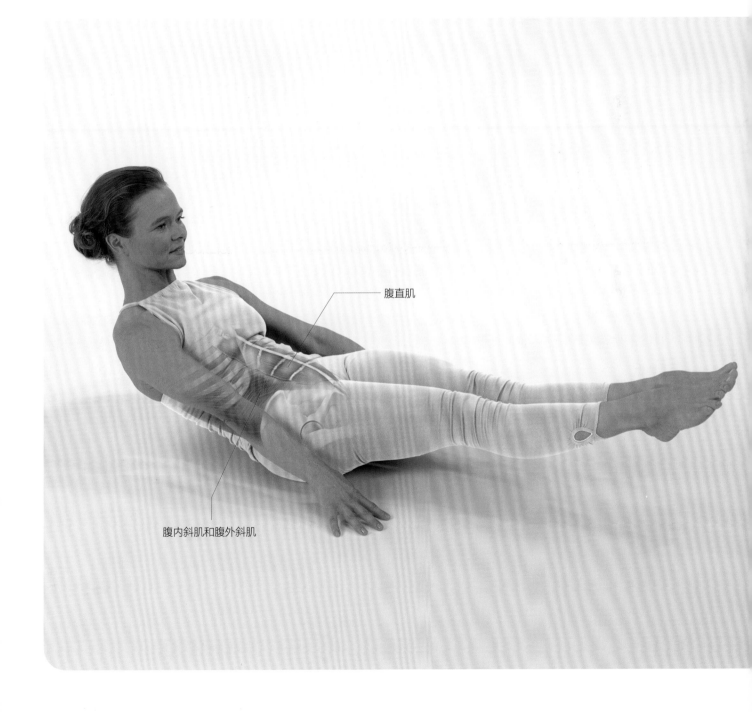

腹直肌

腹内斜肌和腹外斜肌

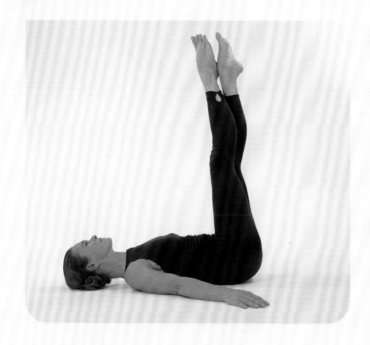
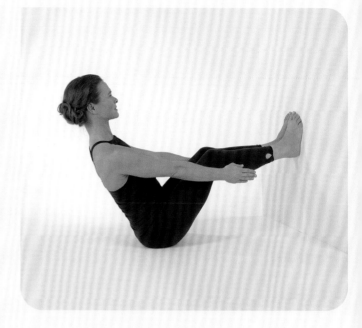

功能性练习 以身体中部为重点

盆底能量感知练习

- 以仰卧姿势开始，双腿向天空伸展并垂直于地面。小腿交叉，膝盖微微屈曲。
- 顺畅地呼吸，并感受盆底精细的能量流动。吸气，让骨盆内的脏器下沉，此时盆底产生轻微的张力，双侧坐骨自然收拢。
- 通过吸气和集中盆底的力量来强化这种脉冲。将尾骨向上方引导，然后将骨盆轻轻地抬起。
- 呼气时，轻轻降低抬起的骨盆。

支撑半船式练习

- 以仰卧姿势开始，双脚踩在墙上。膝关节屈曲，小腿平行于地面，脚跟和膝盖位于同一高度。
- 下半身保持不动，仅上半身活动。
- 呼气，将头抬起。胸骨轻轻向内下沉。
- 利用腹肌的力量将上半身向上卷起，做出双腿弯曲的半船式。
- 抬起双臂以保持平衡，积极地伸展背部。

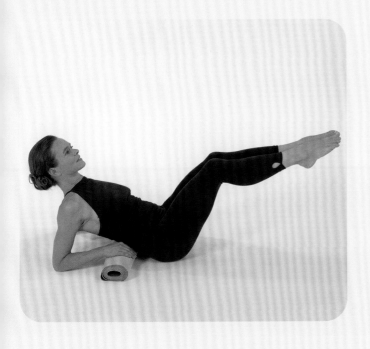

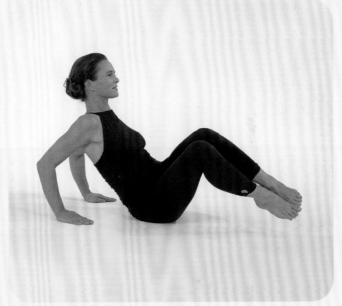

强有力的腹部平衡练习

- 以长坐姿势开始，将一块卷起来的瑜伽垫放在骨盆后方。
- 将上半身向后倾，用肘部和前臂撑地。
- 让背部形成一个C形弓状结构。骨盆和头部向相反方向发力。
- 呼气时，保持腹壁紧绷，抬起右腿并微微屈曲右膝关节。
- 在腹部发力的情况下，让气息流动起来。下一次呼气时，将左腿也抬起并微微屈曲左膝关节。

腹部扭转练习

- 以半船式开始，双手放在身体后面做支撑，双腿抬起并屈曲。
- 上半身呈C形弓状结构，腹壁得到激活。
- 呼气时，将并拢的双膝向右下方移动，靠近地面。注意此时双肩保持打开。
- 吸气，利用身体中部的力量使膝盖回到原位。
- 呼气，换另一侧重复动作。

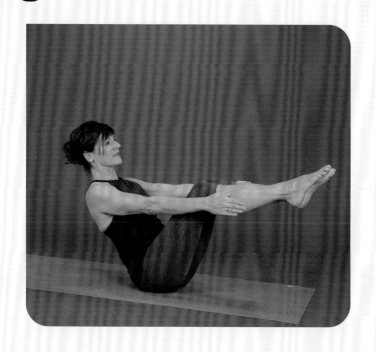 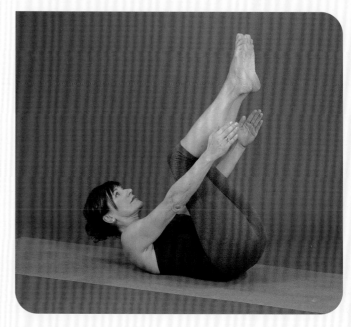

瑜伽序列 以集中力量为重点

第1步：在半船式下保持平衡

- 以抬起双腿的正坐姿势开始，将上半身向后倾。

- 将肚脐向上引导，以便为耻骨留出空间。

- 胸骨向上发力。

- 腹部和背部肌肉处于同样的活跃状态。

- 屈曲双腿，并使小腿与地面平行，抬起双臂以保持平衡。

- 保持这个姿势呼吸几次，注意在这个过程中保持双脚放松。

第2步：在半船式的基础上向后倾

- 接着上一个动作，将身体继续向后倾，直至后背接触地面。

- 在这个过程中，骨盆会主动向后倾。

- 先让骶骨着地，然后将脊柱由下到上依次向后倾，直至肩胛骨接触地面。在这个过程中，小腿应始终与地面平行。

- 反向运动至起始的平衡状态。保持背部拉长，使肚脐和胸骨处于抬高的状态。

- 呼气，再次将骨盆向后倾，使后背着地。但这次双腿与上半身的相对位置保持不变，因此双腿向上抬高，脚尖指向天空，双臂与小腿平行。

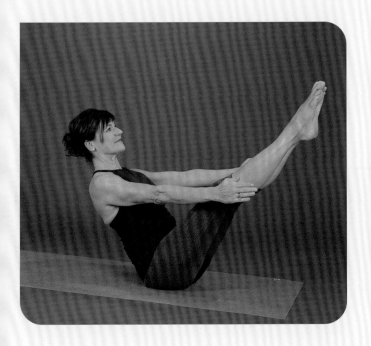

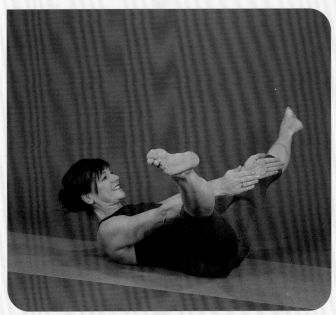

第3步：强化腹部肌肉

- 以身体保持平衡的半船式开始。

- 以坐骨为支撑保持平衡，在保持后背稳定的前提下轻轻伸直双腿。

- 骨盆、胸部和头部形成一条直线，并且与伸直的双腿成V形。

- 保持双臂平行于地面并用力向前伸，掌心相对。

- 保持该姿势呼吸几次。在这个过程中，你可能会觉得腹部有些吃力，但你双臂的动作仍然应该精准，不要放低或左右摇摆。

第4步：在半船式的基础上打开双腿

- 在上一步的基础上，再次屈曲双腿。

- 身体保持紧绷的C形弓状结构。

- 上半身向后倾，后背靠近地面。

- 双腿伸直并向上抬起。

- 吸气，将双腿张开较大的角度。

- 双臂伸直置于双腿之间并用力向前伸，掌心相对。

- 呼气，将目光投向双手之间。

- 吸气，感受气息从身体中部向外扩散。

- 最后，将手臂放在瑜伽垫上，并拢双腿，将上半身和双腿全部下沉至瑜伽垫，以仰卧姿势结束这个序列。感受呼吸时腹部的起伏。

蝗虫式（Shalabhasana）：以背部为重点

» 蝗虫式可以放松因长期伏案而紧张的背部，增强其负荷能力和耐力。瑜伽开创者之所以把蝗虫的动作融入瑜伽体式，是因为在瑜伽哲学中，万物的基本特性之一是自发（Rajas guna），主要表现为主动性和积极性，这正与蝗虫特有的强大跳跃力相呼应。

动作要点解析

◆ 在俯卧姿势下，屈曲双臂，将两侧手肘向外打开，使两侧前臂成一条直线，将前额放在手背上。

◆ 顺畅地呼吸并将气息引导至身体后侧。

◆ 让骨盆向脚跟方向发力，使耻骨上升、腹壁内收，拉伸下背部。

◆ 想象有一条水平轴线穿过双耳。以较小的幅度做点头的动作，将颈部拉长。此时气息可以自由地流过喉咙。

◆ 两侧肩胛骨打开并向后下方滑动。

◆ 缓缓地抬起双腿，使脚背离开地面。

◆ 吸气时，将头向前、向上抬起，直至胸腔从地面抬起。这时上半身的动作也强化了背部的拉伸感。

◆ 向后滑动手臂并向外打开双肩，直至双臂与身体平行，指尖指向正后方。

◆ 保持这种身体紧绷的状态，将气息引导至身体后侧。

◆ 在保持腰部和颈部伸展的情况下，感受背部的发力。下巴与颈部成直角。

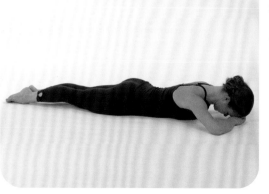

◀ 前臂的动作可以增强纵向张力。肩胛骨稳定地向脚跟方向滑动。

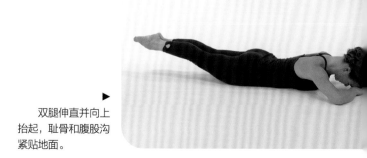

▶ 双腿伸直并向上抬起，耻骨和腹股沟紧贴地面。

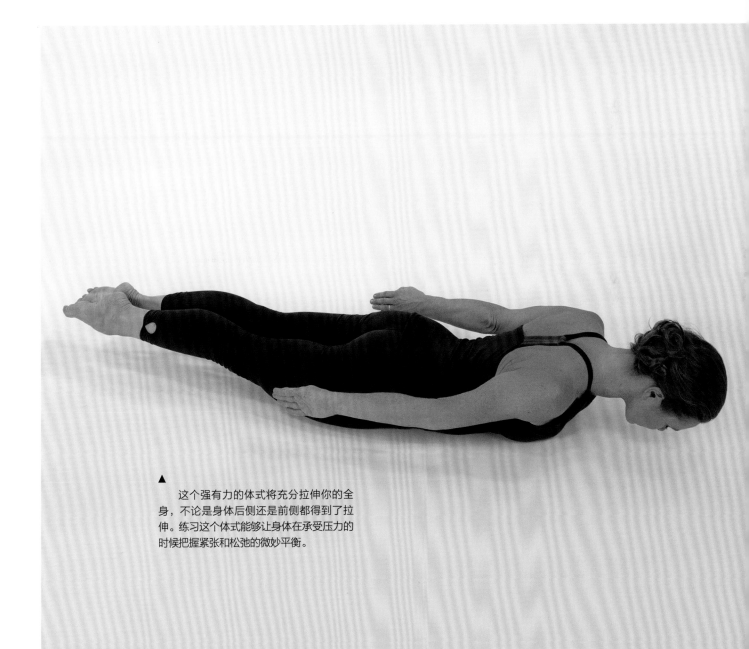

　　这个强有力的体式将充分拉伸你的全身，不论是身体后侧还是前侧都得到了拉伸。练习这个体式能够让身体在承受压力的时候把握紧张和松弛的微妙平衡。

蝗虫式的意义

有效强化背部

　　人们往往认为瑜伽是一种轻柔且舒缓的运动，这不完全对，肌肉的力量是不可或缺的。康复瑜伽对练习者肌肉的激活作用以及对健康的好处是毋庸置疑的，对老年人尤其如此。在健身中心进行器械训练只是锻炼肌肉的一种方式，某些瑜伽体式也可以持久地增强肌肉力量。在某些瑜伽体式中，肌肉最大程度地受到挑战，甚至有时必须保持紧张状态60~90秒不间断。这种高强度的刺激使它有效实现再生和成长。蝗虫式是将力量训练整合到瑜伽练习中的绝好例证。正确完成蝗虫式可增强腰骶部肌肉的力量并保护背部免受因劳累造成的损伤。

蝗虫式的重点

强有力的背部肌肉

　　不使用器械，背部往往得不到很好的锻炼，其原因正是运动强度太低。但蝗虫式并非如此：腿部的杠杆作用和负荷足以保障腰骶部和背部肌肉的锻炼强度。此外，俯卧姿势可彻底防止许多针对腰椎间盘突出症的练习中容易出现的下背部后凸问题。蝗虫式是一项安全的下背部运动，很少有人不适合练习这个体式。最后，脊柱的伸展充分拉长了臀部和背部肌肉，这是任何器械都无法做到的。注意，为了防止腰椎前凸，腹肌必须绷紧。

蝗虫式在医学中的应用

腰椎间盘的自我保护

　　蝗虫式有助于预防非特异性的腰骶部疼痛、肌肉紧张，并减轻腰椎间盘承受的压力。通过练习该体式，腰骶部能够更好地应对日常挑战，如直立搬运重物等。该体式也非常适合消除久坐对身体的不良影响。躯干下部的强壮肌肉是腰椎间盘的最佳保险。

　　注意，如果你的腰椎有椎小关节超负荷、椎小关节综合征或椎管狭窄等问题，那么蝗虫式对你来说是不适合的，甚至是危险的。

　　解剖学知识：练习这个体式时，臀肌、大腿后侧和整个下背部肌肉都会得到锻炼。大部分背部肌肉都是多层的甚至呈螺旋结构，一般的练习很难激活深层肌肉，而高强度的蝗虫式则正合适。

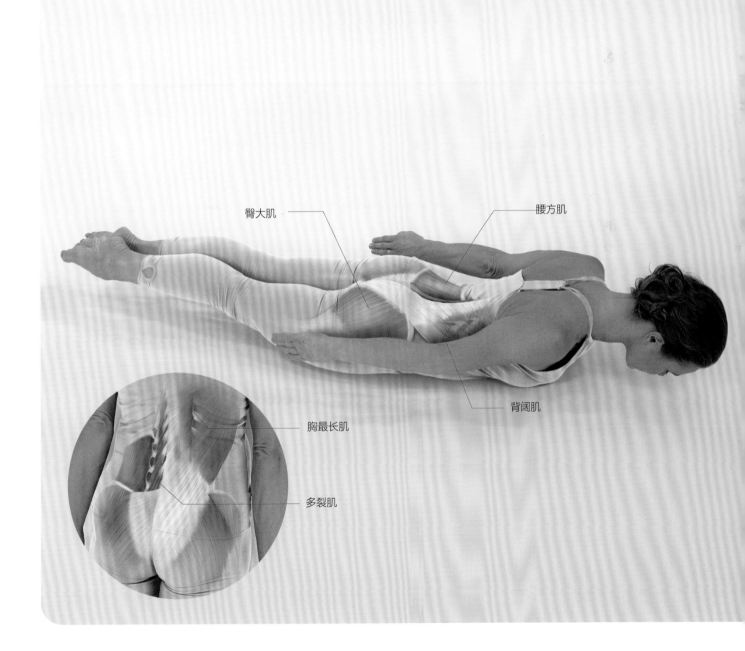

臀大肌

腰方肌

背阔肌

胸最长肌

多裂肌

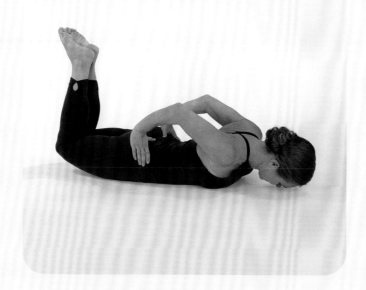
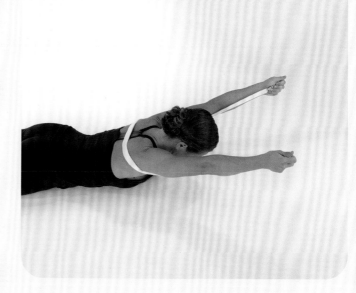

功能性练习　以强化背部为重点

下背部拉伸练习

- 以蝗虫式的准备姿势开始。纵向拉伸脊柱。

- 将双手放在骨盆背面，将两根拇指放在髂骨的上边缘。

- 将两根拇指强有力地向双脚的方向推动。

- 屈曲双腿，吸气，将膝盖指向后方。

- 保持耻骨和腹股沟紧贴地面，将大腿轻轻抬起。在这
  个过程中，膝盖应保持并拢状态。

背部辅助练习

- 将瑜伽带置于两侧肩胛骨上，使带子从腋窝下方一直
  沿伸展的手臂到手中，用手握紧带子。

- 在俯卧姿势下，前额贴地，手臂向前伸展。

- 吸气，将坐骨向脚跟方向拉伸，并以较小的幅度抬头
  以伸直颈部。

- 在下一次吸气时，抬高双腿和胸腔。

- 顺畅地呼吸，并用双手抓着瑜伽带用力向前拉。

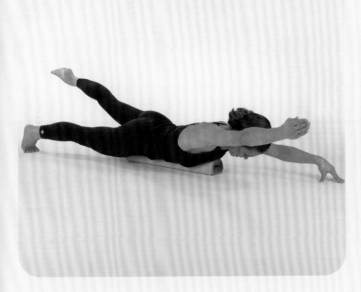

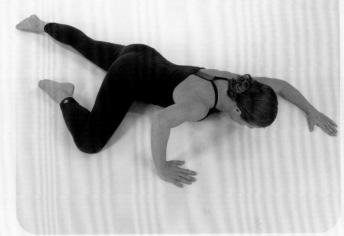

空中划水练习

- 在上半身下纵向放一块卷起来的瑜伽垫。

- 双腿微微分开，双臂向前伸。

- 由于有垫子，手臂和腿现在都比背部低。

- 纵向拉伸脊柱。

- 伸展膝盖和手臂，用脚尖和指尖撑地。

- 小心地抬起右臂和左腿。

- 保持这个姿势一段时间，换另一侧重复动作。

蜥蜴式练习

- 在俯卧姿势下，右膝屈曲并向头部方向滑动。

- 右臂也随之屈曲，手掌张开，掌心紧贴地面。注意此时手肘应该离地。

- 稍微向前伸出左臂。双手与右腿发力，将身体向前推，像蜥蜴一样向前爬行。

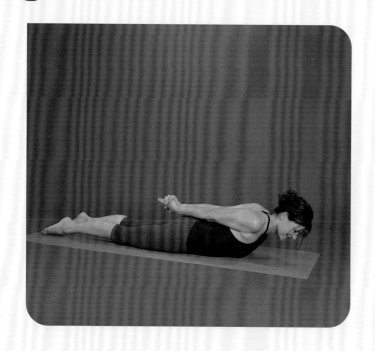
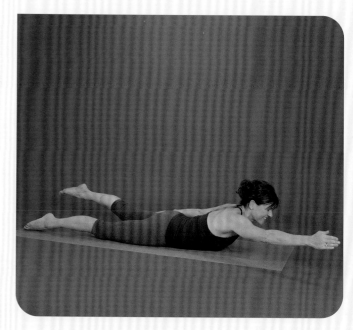

瑜伽序列　以强化背部为重点

第1步：在蝗虫式的基础上拓宽胸廓

- 在俯卧姿势下，将双手在背后合十，结成善普纳手印：双手的食指和拇指伸展并贴在一起形成一个三角形，其余3指相扣。

- 吸气，手印向后发力以拉伸脊柱。

- 头顶向上发力。

- 将胸腔从瑜伽垫抬起时，保持双臂平行于地面。

- 继续将手印推向双脚的方向。

- 有力的、拉长的背部进一步打开了胸廓。密切关注背部，使下背部保持拉长的状态。

第2步：在陆地上自由地游泳

- 松开手印。

- 吸气，将右臂向前伸，使肩胛骨向骨盆的方向发力。同时，将左腿向外伸展并抬起。绷紧腹部肌肉可以保护下背部。

- 呼气，将右臂放回骨盆旁边，并将左腿放下。

- 换另一侧重复动作。

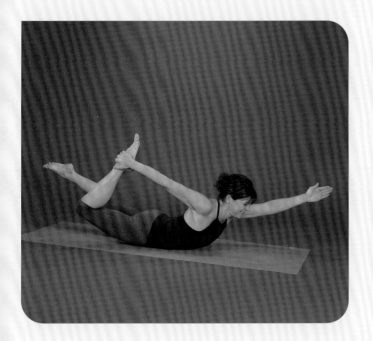

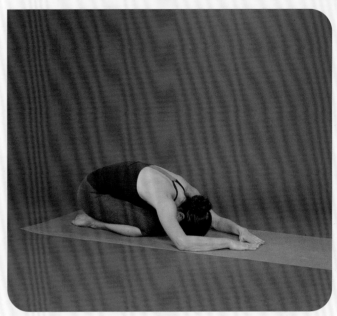

第3步：进入半弓式

- 吸气时将两侧肩胛骨向骨盆引导，并将双臂向前伸直。

- 右腿屈曲并抬起。

- 上半身抬起，胸腔离开瑜伽垫，右手从后方握住右侧脚踝。

- 此时身体形成一个紧绷但又富有弹性的弓形。

- 放下双腿，将双臂向前伸直并摆出大写的V字。

- 换另一侧重复动作。

第4步：以平衡收尾

- 将双手放在身体两侧。

- 拉伸脊柱，并在吸气时进入眼镜蛇式。

- 使前额和胸骨紧贴瑜伽垫，保持该姿势慢慢呼气。

- 下次吸气时，将背部和腹部的力量转移至手臂，用手臂支持上半身继续升高。

- 将骨盆推向脚跟，使腹部紧贴大腿，将额头置于瑜伽垫上。进入快乐婴儿式。

- 将气息向放松的背部引导。

至善坐扭转式：以胸部为重点Ⅰ

>> 练习瑜伽的目的是摆脱压力，获取心灵空间和自由。骨盆区域的阻塞使整个人都变得不灵活。心灵空间的局限性阻碍了人们的认知，降低了人们的生活质量。

动作要点解析

◆ 以散盘坐开始，即：左腿屈曲，左脚跟靠近会阴处，左脚掌靠近右大腿；右腿屈曲，右脚置于左脚前方，左脚背触碰右脚底，双脚在一个水平面上。

◆ 以坐骨为支点使骨盆保持平衡、端正。骨盆对称地挺直是稳定的基础。

◆ 整个身体向上挺直，脊柱得到充分拉伸。

◆ 吸气，上半身从下背部开始向右旋转，直到胸骨位于右膝上方。

◆ 右手放在右侧肋骨处，左手背紧贴左膝的内侧。

◆ 保持骨盆左侧稳定，同时灵活地旋转胸椎。

◆ 右臂从右侧向左侧滑动，直至右手位于左侧肋骨处。

◆ 向右旋转时，微微抬起左侧的骨盆。脊柱在拉伸的情况下继续旋转。

◆ 右手松开并向右滑动，上半身也向右转动。感受胸廓的打开和气息的自由流动。

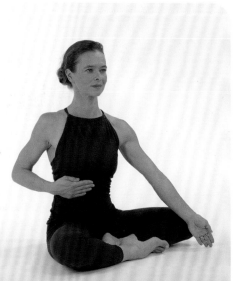

◄ 将右手放在右侧肋骨处，感受肋骨的闭合。在骨盆左侧保持稳定的前提下，灵活地旋转胸椎。

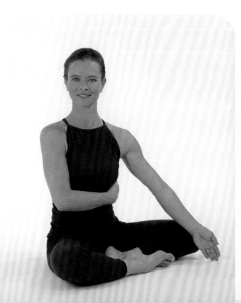

► 将右手滑至左侧肋骨处，感受肋骨周围肌肉的拉伸以及胸椎的旋转。在旋转中感受气息进入胸腔引发的振动。

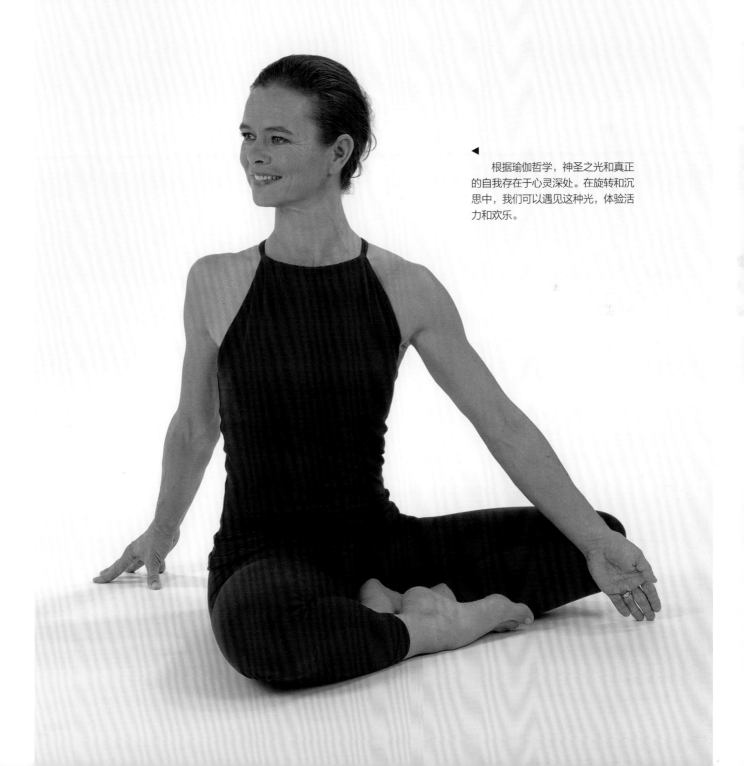

根据瑜伽哲学，神圣之光和真正
的自我存在于心灵深处。在旋转和沉
思中，我们可以遇见这种光，体验活
力和欢乐。

至善坐扭转式的意义

拥有一颗柔软的心

在日常生活和运动中，如果胸椎无法正确地旋转，则腰椎会承担原本属于胸椎的任务，这就会给腰椎造成额外的负担和严重的损害。背部，尤其是腰骶部的健康取决于胸部的活动性。胸廓本来就是容易转动且具有可塑性的。在至善坐扭转式中，旋转动作一方面要求胸椎有较好的旋转能力，另一方面旋转动作本身也可以进一步增强旋转能力。有些研究瑜伽精神和瑜伽发展史的人说："人的心脏应该像羊毛一样柔软。"为了保护柔软的心脏，需要一个灵活的胸廓，僵硬的肋骨骨架无法为心脏打造一个安全的家。

至善坐扭转式的重点

兼具可塑性与活动性的胸部

胸部失去活动能力会导致下背部承受各种不当负荷。腰骶部椎小关节的排列方式使得该部位只能进行角度最小（5°左右）的旋转运动。相比之下，胸椎是无可争议的"旋转女王"，旋转角度可达50°左右。此外，胸部的12对肋骨两端均由精致的球窝关节头支撑，这种结构使其具有极强的三维活动性。肋间斜肌也可以使肋骨顺畅滑动。因此，整个胸部都具有良好的可塑性与活动性。

至善坐扭转式在医学中的应用

获得新的生活体验

至善坐扭转式都是瑜伽的重大发明，它可提高胸部的灵活性，从而减轻下背部的压力，是肌肉紧张、腰椎前凸和驼背患者的理想选择。另外，如果你患有髋关节炎，该体式也可以激活髋关节。

该体式风险较小。仅仅在练习者患有肋间神经痛或者由于患有急性腰椎间盘突出症或椎小关节综合征导致神经出口狭窄时，该体式才是危险的。

解剖学知识：腰椎的关节面几乎呈矢状位，因此腰椎的转动是有限的。胸椎则不同，长长的胸椎节段的结构设计使得胸椎非常适合旋转和屈曲，这是因为胸椎的关节面几乎呈冠状位且垂直于地面，整段胸椎就好比螺旋楼梯的中轴，每一块胸椎都能完美地左右旋转。

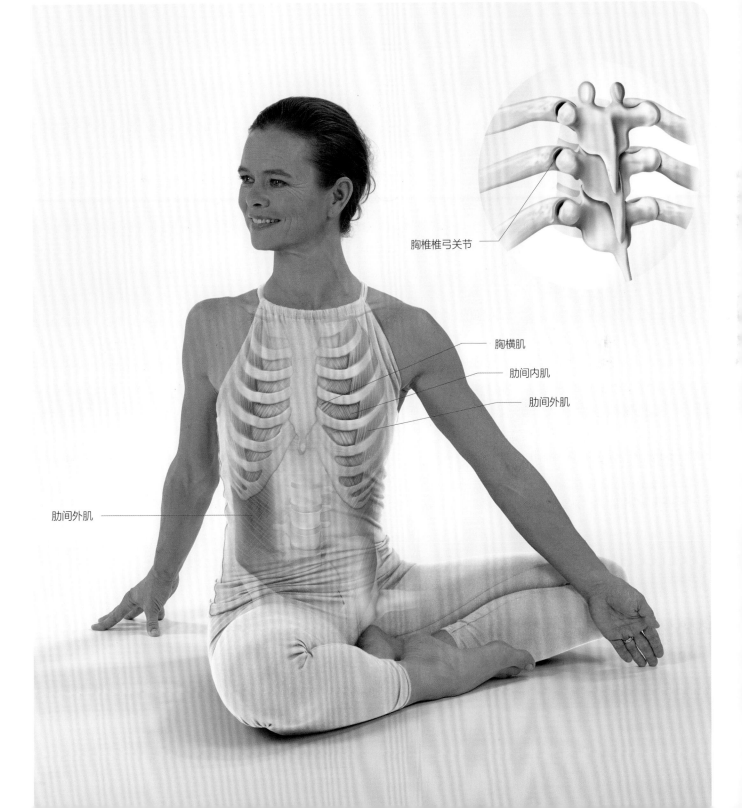

胸椎椎弓关节

胸横肌

肋间内肌

肋间外肌

肋间外肌

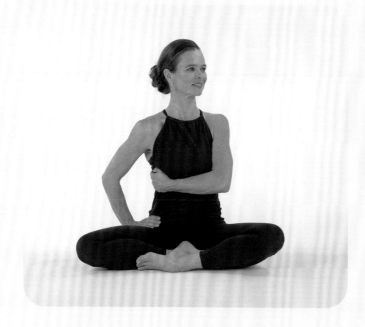 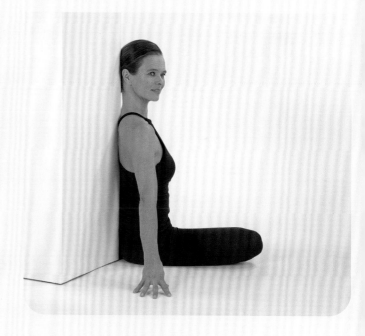

功能性练习　以胸部为重点 I

胸部固定与旋转练习

- 以散盘坐开始。右手撑在右侧腹股沟之上，指尖指向内侧，手肘指向外侧。
- 用左手抓住右侧的肋骨。
- 吸气，向上伸展脊柱。呼气，微微向左旋转上半身。
- 右手发力将腿和骨盆推向地面。用左手将右侧肋骨向上拉向腋窝，并微微向左旋转。
- 以缓慢的节奏将身体交替旋紧和松开。

靠墙式胸椎旋转练习

- 靠着门框的边缘而坐，将臀部、肩胛骨和头后部倚靠在门框上，将头顶向上引导。
- 吸气时，感受身体在这种支撑下向上生长。
- 将头顶向上推，向右后方转头。
- 右肩和肋骨随之向后旋转。
- 保持脊柱和门框之间的接触。

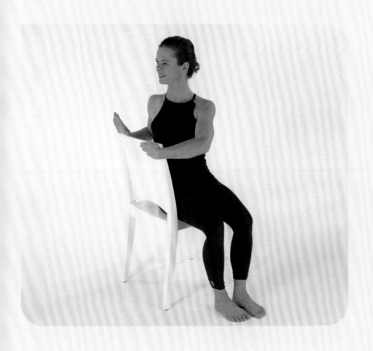

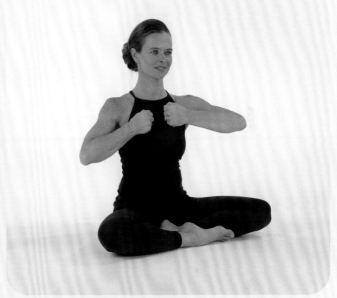

胸椎日常旋转练习

- 坐在有靠背的椅子上，椅背在身体侧面。

- 吸气，头顶向上发力，下巴与颈部成直角。

- 转动胸椎，使上半身朝向椅背。

- 注意，两只耳朵应在同一水平面上。

- 锁骨向两侧打开。

- 双手放在椅背上，肘部微屈。

- 将气息引导至胸腔。

敲击放松练习

- 用空心拳头或双手敲击锁骨、胸骨和胸部肌肉。

- 感受不同位置的肌肉或骨骼引发的不同振动。

- 感受同一位置放松和紧张时的不同。

- 肩膀保持放松。

- 双臂下沉。深呼吸，将气息引导至胸腔上部。

- 在胁腹部和侧胸部重复这种敲击动作，认真感受因敲击引发的振动。

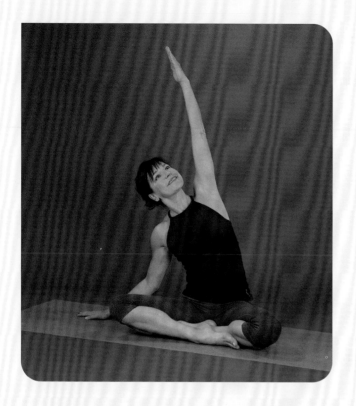

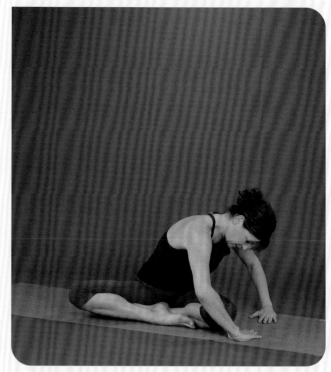

瑜伽序列　以舞动的心为重点

第1步：模拟风中的橄榄树

- 以散盘坐开始。吸气，先将左肩向外打开，然后将左臂朝向天空抬起。

- 呼气时，保持骨盆左侧紧贴地面，将上半身向右倾斜。此时左侧的肋骨呈扇形展开。

- 吸气，挺直身体，放下左臂，将右臂从侧面抬起。

- 呼气，上半身像风中的橄榄树一样向左倾斜。

- 保持该姿势呼吸3~5次，回到起始姿势，换另一侧重复动作。交替重复几次。

第2步：旋转与鞠躬

- 吸气时，在保持骨盆端正的情况下将上半身向前倾。

- 呼气，向左旋转胸椎，带动上半身向左，将手掌张开撑在地面上。

- 想象自己正抱着一个大球。

- 感受胸骨、前肋和腹部空间富有弹性。

- 将气息向胸廓后侧引导。感受肋骨呈扇形展开。

- 顺畅地呼吸，将气息引导至腰部右侧。

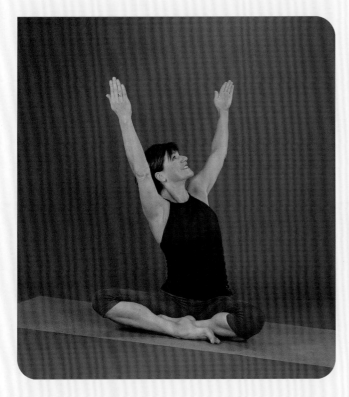

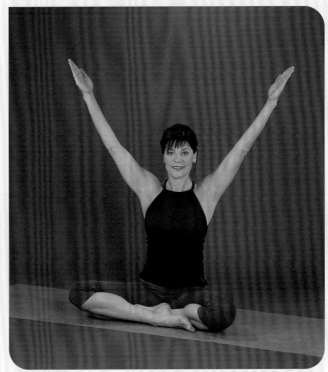

第3步：转向天空

- 在上一步的基础上，将身体转回中立位，保持胸椎挺直、端正。
- 向左旋转胸椎并带动上半身向左，身体微微向后倾，背部微微呈弧形。
- 双臂随着上半身的旋转向上抬起，向天空伸展。双手掌心相对。
- 打开肩膀和锁骨。
- 抬起下巴，微微向后仰头。

第4步：打开胸廓

- 恢复散盘坐，放下双手，微微向后屈曲背部。
- 想象身后有个大球，骶骨、整个背部和头部后侧紧贴着这个大球。
- 打开肩膀和锁骨，将手臂向上举成V形。
- 目光放松地看向天空或远处的风景，让心灵的光芒向外发散。

鱼式（Matsyasana）：以胸部为重点Ⅱ

» 　这个体式的灵感来自毗湿奴的鱼形化身。毗湿奴是宇宙和所有事物的本源及维护者。从前有个时期，相传整个地球即将被一场大洪水淹没。毗湿奴化作鱼身去警告摩奴（印度的亚当）灾难即将来临，并把摩奴和他的家人以及7位伟大的圣哲带到一条船上，然后把船牢牢地套在自己的鳍上，帮助他们逃离了洪灾。为了纪念毗湿奴这一善举，瑜伽士发明了鱼式。

动作要点解析

◆ 随着吸气，放松地躺在地上。让气息充满整个胸廓，所有肋骨都自然地呈扇形展开。呼气，挺直身体，下沉肋骨。

◆ 将双手放在骨盆下面，将骨盆轻轻向上抬。感受下背部的拉长。

◆ 此时，气息也进入了后下方的肋骨处。

◆ 头后部紧贴地面，下巴与颈部成直角。

◆ 吸气，下沉双肩，打开锁骨，抬起胸廓。

◆ 后腰和后背部得到拉伸。

◆ 加大头部和骨盆的抬起幅度。

◆ 屈曲双臂，将前臂牢牢撑在地面上，用双臂和胸廓的力量使头部与地面分离。

◆ 头部、颈部、胸廓和骨盆形成平滑的弓形。

◆ 保持该姿势呼吸几次。

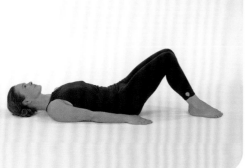

◀ 在仰卧姿势下，激活颈部深层肌肉，放松喉咙，使呼吸畅通无阻。

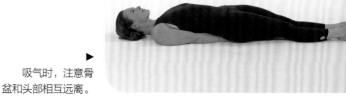

▶ 吸气时，注意骨盆和头部相互远离。

▼

　　鱼能够在水中灵活地游动，和它们强
健的背部肌肉有很大的关系。强健的背部
肌肉是鱼式的重点。有针对性地活动背部
以及屈曲胸椎和打开胸廓在这个体式中都
是必要的。

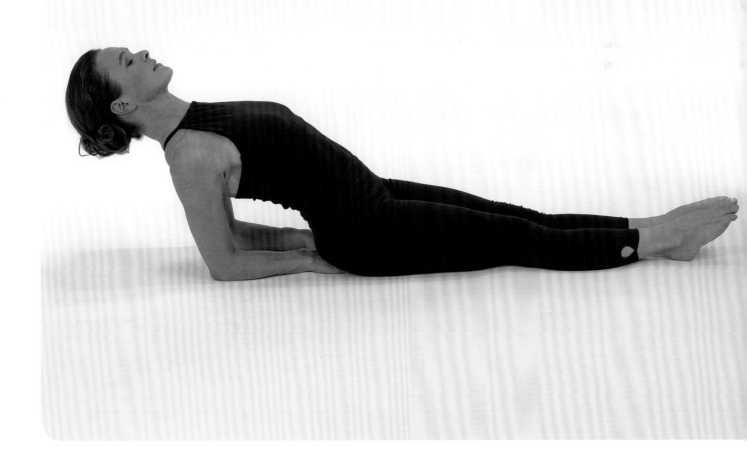

鱼式的意义

利用重力，向上生长

重力不断地作用于我们身体的各个部位。身体试图以两种方式应对重力：屈服和抵抗。当你屈服于重力时，向下的力量占主导，这时会出现驼背、溜肩、颈椎后凸等典型问题，耳鸣、头晕和视觉障碍等也不少见。当你抵抗重力时，向上的力量占主导，这时会出现胸椎前凸和习惯性耸肩等问题。而我们经常将这两种方式组合起来，于是身体出现多方面的问题。因此，我们需要"利用重力直立起来"。直立的关键是脊柱、胸部和肩膀保持自然的紧张状态。谁能做到这一点，谁就能免去很多辛苦。鱼式恰好能锻炼这些部位。

鱼式的重点

胸廓：内部开阔

胸廓内部有充分的空间是挺胸和有效缓解颈部压力的基础，这正是鱼式可以做到的！躺下并借助重力可以使胸廓的打开变得更加容易，可以说是"毫不费力地向上释放"。

简而言之，鱼式是拉伸胸部区域内脏器官和筋膜的有效运动，即使练习者年纪较大，也能从中受益。

鱼式在医学中的应用

颈椎：请不要弯折！

鱼式是解决驼背、颈部不适和由于久坐引发的其他问题的理想选择，而对有轻度呼吸困难、漏斗胸问题的人来说，也是一个有趣的选项。

这个体式可以使身体恢复到挺直、端正的状态，所以它对脊柱侧弯和胸骨不对称的患者也很有帮助。

注意，鱼式会阻塞椎动脉的血流并压迫脊髓，这对有颈椎损伤、颈椎间盘损伤、颈椎椎管狭窄、颈动脉阻塞、紧张性头痛和各种形式的头昏眼花等问题的人来说是非常危险的。胸骨和肋骨之间的关节发炎，以及脊柱竹节样改变的人练习这个体式也有问题。患有腰椎前凸、腰椎小关节综合征的人和视网膜有问题的人做这个体式也需要格外小心。

解剖学知识：前7对肋骨由胸骨前部的球窝关节支撑。中年女性容易缺钙，所以这些关节特别容易僵硬并出现炎性疼痛。鱼式还能锻炼到胸腔内呈星形的胸横肌以及肋骨之间的肋间肌。胸肌覆盖在肋骨表面，胸大肌延伸至上臂，胸小肌则延伸至肩胛骨前方。

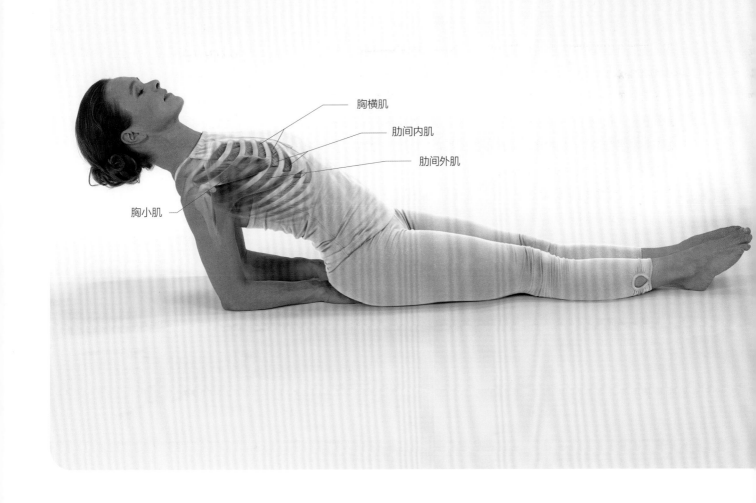

胸横肌

肋间内肌

肋间外肌

胸小肌

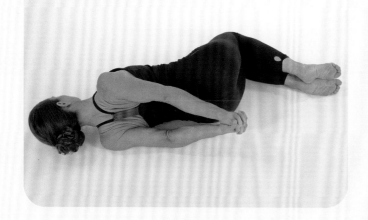
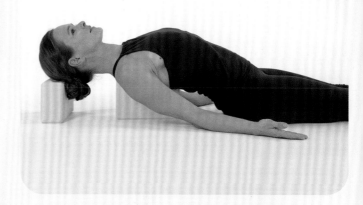

功能性练习 以胸部为重点 II

侧卧弓形练习

- 以俯卧姿势开始，双手在骨盆处紧握并将大鱼际紧紧贴在一起。
- 将身体向左侧滚动，屈曲双腿，并将双膝拉至骨盆的前方。
- 尾骨向耻骨方向轻轻发力，通过点头动作拉长颈部。
- 身体前侧形成一个平滑的弓形。
- 感受身体正面的打开。
- 此时，上肋向头部方向抬起，肋间距变宽。

鱼式支撑练习

- 以长坐姿势开始，将两块瑜伽砖置于身体后方。
- 瑜伽砖的摆放需要满足这样的条件：身体在仰卧姿势下，一块瑜伽砖位于两侧肩胛骨之间，另一块位于头部下方。
- 将骨盆轻轻抬起。在双手的支撑下，将身体慢慢向后倾至呈仰卧姿势。
- 一块瑜伽砖有3种不同的高度，选择能够使身体前侧舒适、对称地伸展的高度。注意两块瑜伽砖的高度应该一致。
- 双臂在身体旁放松，手掌朝上。肩膀下沉至低于锁骨的位置。

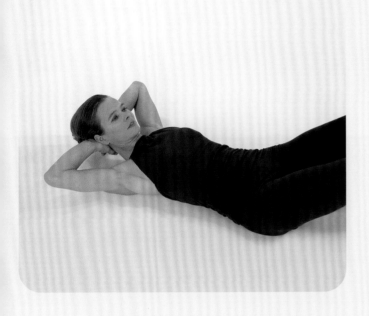

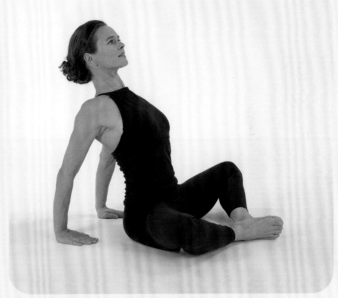

颈部筋膜拉伸练习

- 以仰卧姿势开始，双腿微屈，双脚着地，膝盖朝上，双手交叠放在头后。
- 将两根拇指置于头部的下边缘，使之位于头颈交界的关节处。
- 吸气时，将拇指轻轻向上推，辅助头部抬起。
- 缓慢地拉伸颈部筋膜。
- 放松面部和眼睛，保持上下嘴唇闭合。

活跃的鱼式练习

- 以双腿屈曲的坐角式开始。
- 骨盆和头顶向相反方向发力。双手放在身体后面撑地，指尖指向身体。上半身向后倾，使腰背部形成一个宽大的弓形。
- 让两侧的上臂彼此靠近。
- 呼气，小心地将气息向内引导至太阳神经丛。前肋弓和胸骨轻轻下沉。
- 吸气，感受气息从宽大的背部弓形中心向四方流动。

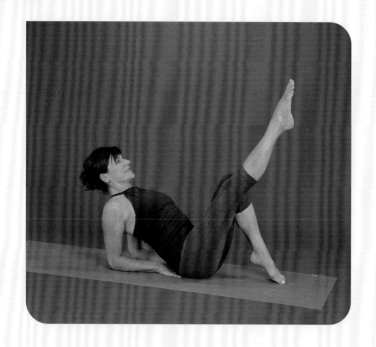 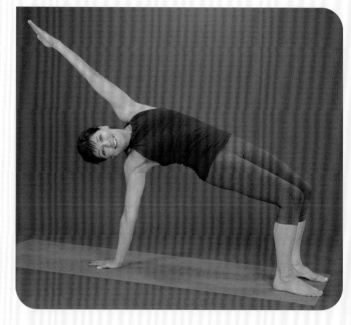

瑜伽序列　以内在弹性为重点

第1步：在鱼式的基础上抬腿

- 以长坐姿势开始，双腿屈曲，双脚置于骨盆前方。
- 身体向后倾，形成宽大的贯穿于整个鱼式的弓形。双手置于骨盆下方，肘部压在瑜伽垫上。
- 将两侧脚跟从瑜伽垫上抬起。
- 吸气，右腿向上抬起并伸直。
- 呼气，右侧小腿降低，脚尖回到瑜伽垫。
- 换另一条腿重复动作。
- 吸气时向上抬起并伸直双腿。
- 集中注意力，保持该姿势呼吸几次。

第2步：将整个身体向上撑起

- 在上一步的基础上，吸气，双脚回到瑜伽垫上，双臂向后伸直。
- 将身体重量转移至右手。
- 吸气，将右手和双脚用力压在地面上。
- 抬高骨盆，整个身体随之向上抬起，同时左臂以较大的弧度划过头顶。
- 调整身体，寻找一个合适的位置，让身体形成柔软而拉长的弓形。感受上半身的打开和伸展。
- 下沉左臂，使骨盆重新回到瑜伽垫上。换另一侧重复动作。

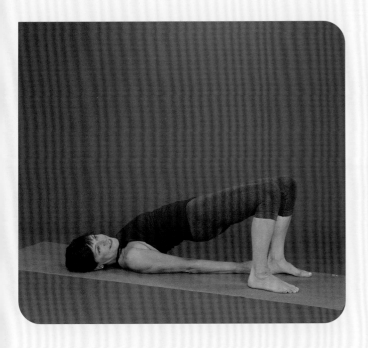 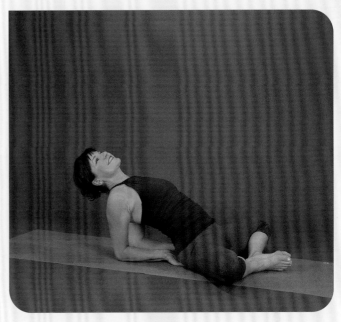

第3步：进入旋转的桥式

- 回到长坐姿势。
- 将坐骨向脚跟方向引导。轻轻抬起骨盆，然后在呼气的同时，将脊柱逐节向后倾倒至呈仰卧姿势。
- 将双脚用力踩在地面上，将骨盆和背部从瑜伽垫上抬起，做出桥式。
- 用头部承担一部分身体重量，将右臂向左滑动，用右手抓住左脚。
- 注意左胁腹部肋骨的宽度。
- 换另一侧重复动作。

第4步：在鱼式的基础上收回双腿

- 以上一步的桥式为基础，下沉臀部。
- 双手置于骨盆下方。
- 双脚并拢，脚心相对，膝盖向外打开。
- 头部和骨盆向相反方向发力，以产生纵向张力。
- 下次吸气时，让身体后侧形成宽大的、贯穿于整个鱼式的弓形。
- 前臂重重压在瑜伽垫上，头也从垫子上抬起。
- 胸廓向外打开，胸椎向上挺。

猫式（Biddhalasana）：以肩部为重点 I

>> 猫柔软灵巧，同时肢体强健，这和它们与生俱来的身体构造和运动模式有密不可分的关系。从猫的动作中汲取灵感的瑜伽体式——猫式，自然也能让人拥有灵活又结实的身体。

动作要点解析

- 以快乐婴儿式开始。双臂向后伸直并靠近骨盆，掌心朝上，手指与脚趾指向同样的方向。腹部紧贴大腿，前额贴地。
- 将双臂向后拉伸。
- 呼气，想象太阳神经丛被激活。向上轻轻拱起上半身，将骨盆从脚跟上抬起，此时的姿势就像一只背部拱起来的猫一样。
- 将双手向前滑动，直至双手位于肩膀下方且双臂垂直于地面。用手掌撑地，将身体重量转移至双手。

- 向上拱背，使背部形成宽大的弓形，从骶骨到头后部形成平滑的C形弓状结构。
- 保持该姿势呼吸几次。
- 吸气，轻轻释放身体中部的张力，拉伸背部。
- 收紧腹壁，在骨盆和头部之间纵向伸展身体。
- 向外打开双肩。
- 增加手上的压力，使躯干的张力增大，肩胛骨持续朝骨盆方向发力。
- 让大地的力量通过双手上升。进一步打开肩胛骨，感受肩膀的宽度和空间。

◀ 在快乐婴儿式中，随着呼吸，将气息向胸廓和脊柱引导。

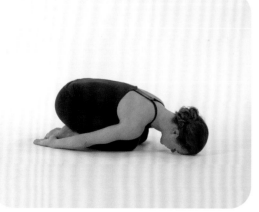

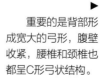

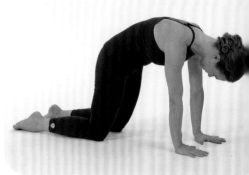

▶ 重要的是背部形成宽大的弓形，腹壁收紧，腰椎和颈椎也都呈C形弓状结构。

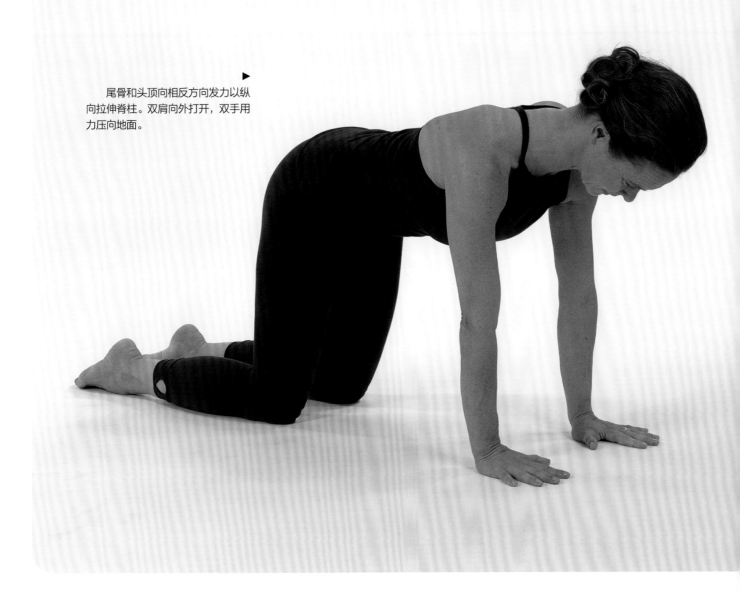

尾骨和头顶向相反方向发力以纵向拉伸脊柱。双肩向外打开，双手用力压向地面。

猫式的意义

使肩胛骨保持稳定

根据进化论，人类是从四足动物进化而来的。在森林中进行了长时间的攀爬和悬挂活动之后，人类终于用两只脚直立了起来。从这种角度看，猫式可以帮助人类回归原始的运动模式，提供了将脊柱的延展性与肩关节的稳定性相结合的可能性。

同时，作为四足动物的猫科动物的肩带与人类的肩带基本构造完全不同。猫的肩胛骨在身体的侧面（矢状面），人类的肩胛骨在身体的背面（冠状面）。因此，当人类模仿猫的动作时，肩胛骨会自然向外打开，这正好可以使肩胛骨保持稳定。

猫式的重点

肩胛骨的稳定

请你回想一下小时候放的风筝。还记得吗？一张很薄的纸在两条纵横交叉的杆上展开。背部肌肉的发力方式也类似：尾骨和头顶向相反方向发力，以纵向拉伸脊柱；双侧肩胛骨保持齐平，向两侧发力，横向伸展。不要假装肩胛骨长出了天使的翅膀——肩胛决不能向身体后侧发力。当肩胛骨保持稳定时，可以感知手臂的螺旋结构：上臂和前臂朝相反的方向旋转——上臂向外旋，前臂向内旋。螺旋结构可使支撑臂毫不费力地保持稳定。手指紧贴地面，掌心微微离地，中指指向正前方。

> 解剖学知识：无论上半身怎样变化，手臂都应该保持螺旋结构——上臂向外旋，前臂随着肘关节的转动向内旋。手臂的螺旋结构带给我们猫一样的运动潜力，帮助我们将灵活性与稳定性完美结合起来。

猫式在医学中的应用

打造稳定且放松的肩部

猫式可以锻炼肩部、颈部和手臂的肌肉。风筝骨架一样的发力方式激活了背部和腹部肌肉。

注意，有腰椎前凸问题的人需要谨慎练习该体式。有肩周炎、轻度肩部骨关节炎或腰椎间盘问题的患者，也应该根据症状调整练习强度。患有肩关节撞击综合征的人练习该体式是危险的。急性肩周炎和严重的肩部骨关节炎患者尤其要谨慎练习。手部关节疼痛也不利于练习该体式。

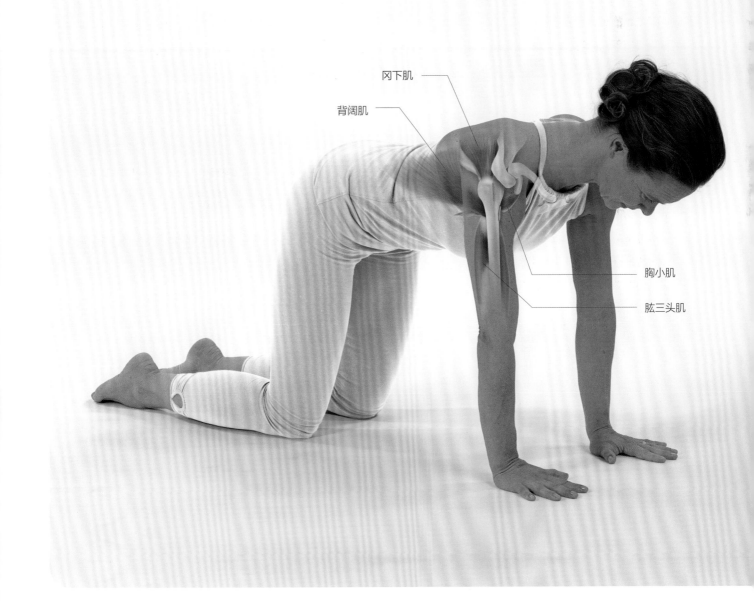

冈下肌

背阔肌

胸小肌

肱三头肌

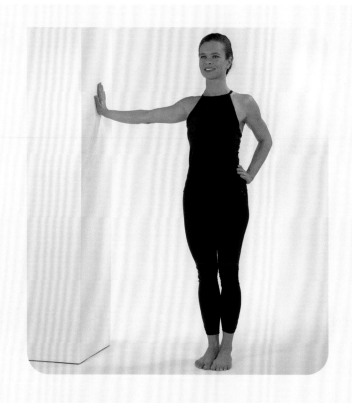

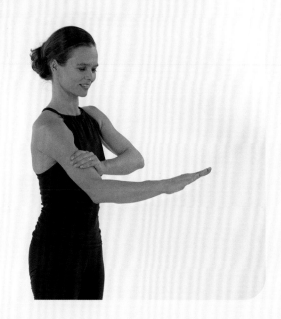

功能性练习　以肩部为重点 I

扶墙肩部灵活性练习

- 侧身站在离墙壁一臂之遥的地方。
- 将右手放在墙上，手指呈扇形展开，中指笔直指向正上方。
- 左手放在髋部左侧。
- 右手发力推墙壁，右侧肩胛骨向下、向外发力。
- 左侧肩胛骨向后转动，肘部指向后方。感受关节头的滑动。

肩部精准旋转练习

- 将右臂向前伸出，手臂微屈，手掌和肘部均朝下。
- 用左手抓住右侧上臂，拇指在下，其余四指在上。
- 用左手向外转动右侧上臂和肩部。
- 右侧前臂随之向内旋转。
- 用左手控制右侧上臂保持不动。
- 来回转动右侧前臂几次，感受手臂内部的螺旋结构。

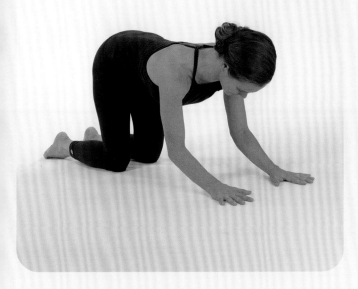 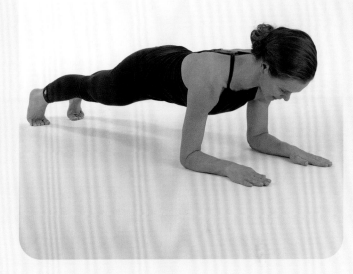

猫式鞠躬练习

- 以猫式开始，脊柱纵向伸展，肩胛骨向两侧打开。
- 双手紧贴地面，小指侧牢固地扎根于地面。
- 呼气，屈曲双臂。此时肘部应该指向膝盖，然后向内朝肚脐的方向轻轻转动。
- 注意，双腿应该比双臂承担更多的身体重量。
- 再次吸气并伸直双臂。上臂向外转动，前臂向内转动，恢复猫式。

肩胛骨稳定练习

- 双臂屈曲，前臂紧贴地面，上臂垂直于地面。
- 将脚趾踩在地面上做支撑。
- 将双膝从瑜伽垫上抬起。保持背部稳定，打开双肩。
- 双脚随之向后滑动，直至身体像木板一样平直。
- 两侧肩胛骨都充分地下沉并向外打开。

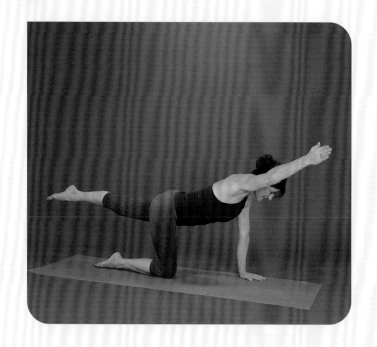
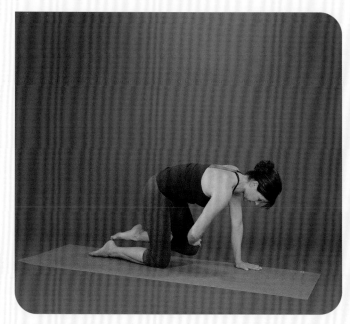

瑜伽序列　以身体的柔韧性为重点

第1步：以拉伸的猫式开始

- 以猫式开始，双手置于肩部下方，中指指向正前方。
- 双手像柔软的爪子一样按压地面，感受大地的力量从双手一直上升到肩部。
- 吸气，左腿向后伸，右臂向前伸出，以使脊柱纵向拉长。
- 右臂和左腿与躯干处于同一水平面。

第2步：像猫咪一样蜷曲自己的身体

- 呼气，内收腹壁，激活太阳神经丛。
- 背部微微拱起，呈圆润的弧形。头部也融合于身体形成的C形弓状结构中。
- 左膝在身体下方轻轻抬起，带动整条腿靠近心脏。
- 右手离开瑜伽垫，触碰左膝。
- 让右手和左腿更加贴近，以加大C形弓状结构，将能量聚集在身体中部。

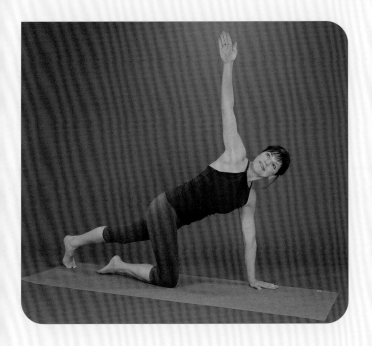

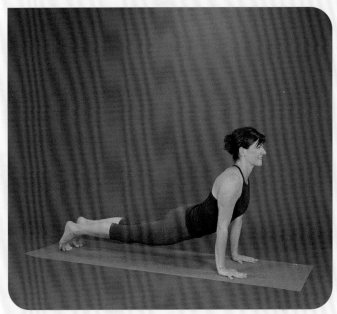

第3步：旋转身体，手指天空

- 在上一步的基础上，随着吸气将左腿向后伸直，脚趾稳固地踩在瑜伽垫上。

- 伸展背部。

- 左手牢牢扎根于瑜伽垫。

- 先将右手放在胸骨上，然后将整个上半身向右旋转。

- 左侧起支撑作用的肩部保持紧绷状态。

- 向天空方向伸展右臂。

- 注意旋转的力量主要来自胸廓。

第4步：由猫式进入有力的眼镜蛇式

- 以猫式开始，将脚趾踩在瑜伽垫上做支撑。

- 使背部形成一个平滑的C形弓状结构。但是要注意，这里的C形弓是背部凹陷的C形弓，不是背部拱起的C形弓。

- 将身体重量转移至与地面垂直的手臂。

- 下沉骨盆，拉伸腹股沟。

- 将膝盖从瑜伽垫上抬起，向后滑动双脚并伸直双腿，保持身体中部稳定。

- 注意身体仍然保持平滑的C形弓状结构。

- 打开肩胛骨，将胸廓向前挺。抬起头，让头部也融入这个C形弓状结构中。

后仰支撑式（Purvottanasana）：以肩部为重点 II

» "Purva"表示"身体前侧"，"Uttana"的意思是"拉伸"。没错，拉伸身体前侧正是后仰支撑式的重要作用。通过手臂在体后提供支撑，身体后侧的力量也被充分调动起来用于激活身体前侧。

动作要点解析

◆ 以长坐姿势开始，屈曲双膝，将双脚置于骨盆前方。

◆ 上半身挺直，然后向后倾。

◆ 双手放在肩部后下方，手指与脚趾指向同一方向。

◆ 调整姿势，使背部与小腿保持平行。

◆ 为了让身体具有足够的稳定性来支持下面的动作，肩胛骨需要向骨盆方向发力。

◆ 打开双肩。

◆ 向内和向上激活盆底，向内激活整个腹壁区域。

◆ 将双脚扎根于地面，让双手和双脚向下发力以做支撑。抬起骨盆，直至腹股沟完全伸展。身体与地面平行。

◆ 将身体重量转移至左脚。右腿在瑜伽垫上滑动并伸直，左腿紧随其后。双手用力压向地面，借助双臂的力量伸展整个身体。

◆ 从头到脚成一条直线。

◆ 要结束该姿势，只需屈曲髋部，使坐骨下沉回到地面即可。

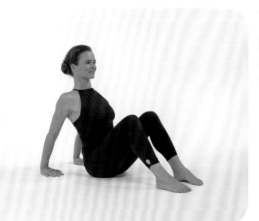

◀ 在后仰支撑式中，突出的锁骨看起来就像加深的笑容。将肩关节向后滑动至身体后侧。

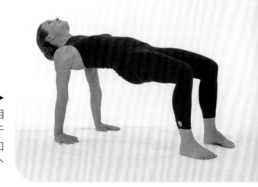

► 头顶和尾骨向相反方向发力，垂直于地面的稳定的手臂和小腿是成功做出这个体式的关键。

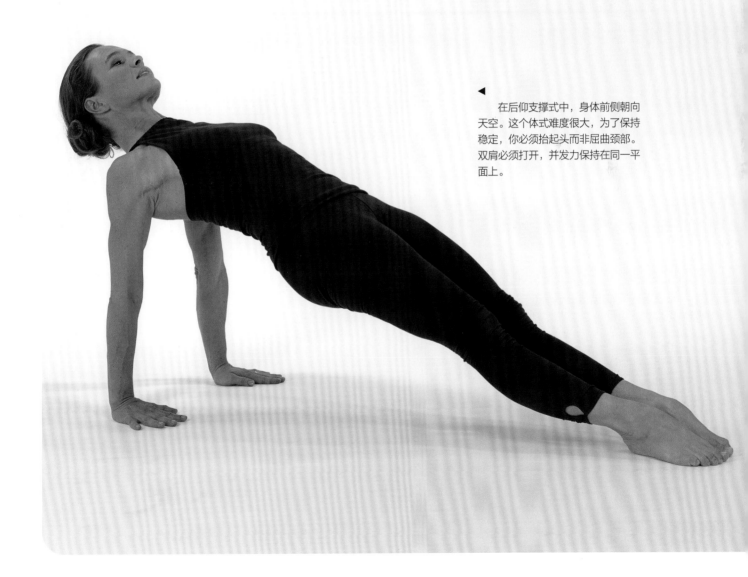

◄ 在后仰支撑式中，身体前侧朝向天空。这个体式难度很大，为了保持稳定，你必须抬起头而非屈曲颈部。双肩必须打开，并发力保持在同一平面上。

后仰支撑式的意义

对人类的进化产生影响

你知道人类在进化中身体的变化吗？从猴子、类人猿到智人，人类的身体从前倾变成了直立。但是遗憾的是，现在我们似乎"退化"了：现在的人再度弯腰驼背坐在椅子上。继智人之后出现了新的"办公室人"？驼背以及头部和肩部向前倾，正是当今各种电子屏幕前最常出现的姿势。坐在办公桌前的人，头都会向前伸出大约10厘米，而为了将头稳定地"保持"在脖子上，必须用到后颈部肌肉。由于错误发力，后颈部肌肉变得厚而僵硬。后仰支撑式可以有效减轻"办公室人"典型错误姿势带来的伤害：克服重力将头往回拉，颈部的深层肌肉得到激活。此外，与将手臂放在身体前侧相比，将手臂放仕身体后侧做支撑可以更好地锻炼手臂。

后仰支撑式的重点

增强颈部深层肌肉的力量

要想成功做出该体式，身体需要满足两个要求：强健的颈部深层肌肉和灵活的肩关节。颈部深层肌肉的力量往往得不到重视，然而如果颈部力量不足，浅表的胸锁乳突肌就会出现代偿现象，从而导致驼背和头部前倾。肩关节也会出现类似的问题：如果肩关节缺乏必要的活动性，肱骨头则会被强行旋出以进行代偿。后仰支撑式既可以锻炼颈部深层肌肉，又可以锻炼肩关节。

后仰支撑式在医学中的应用

消除久坐带来的不良影响

后仰支撑式可增强手臂、肩部和颈部深层肌肉的力量，是久坐者矫正体态以及预防因久坐带来的肌肉拉伤与关节磨损的理想选择。由于强健的颈部深层肌肉可以抵抗重力以及稳定头部，后仰支撑式可以很好地解决与颈部肌肉和颈椎相关的许多问题——前提是正确地进行练习并选择合适的练习强度。

注意，对几乎所有严重的肩颈疾病（如肩关节撞击综合征、肩周炎、肩部骨关节炎、颈椎间盘突出症或颈椎外伤）患者来说，该体式都是危险的。如果你对自己肩颈部的状况没有十足的把握，那就干脆放弃这个体式。此外，你还必须考虑手腕的健康状况。

> 解剖学知识：练习这个体式时，身体从头顶到脚跟都会均匀地绷紧，整个躯干、手臂和腿部肌肉都将得到拉伸。椎前颈部肌肉和腿部伸肌群也将受到特别刺激，上胸部和肩部区域的拉伸感也特别强烈。

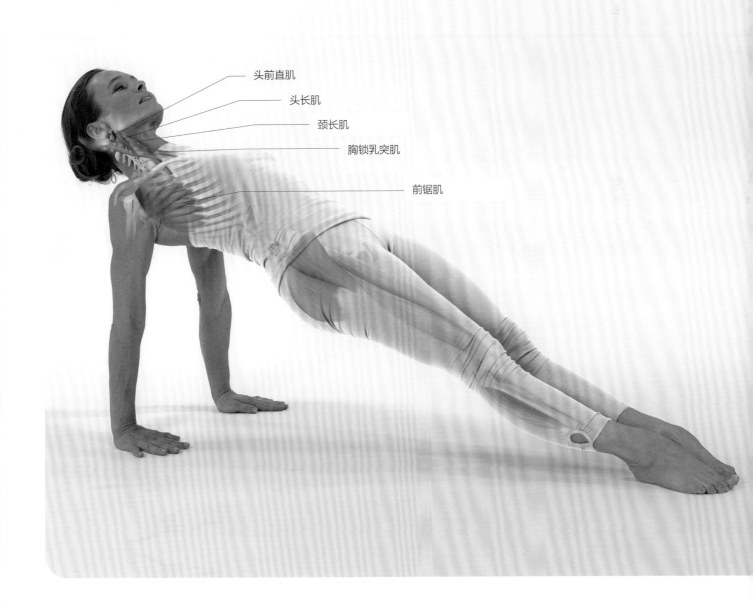

头前直肌

头长肌

颈长肌

胸锁乳突肌

前锯肌

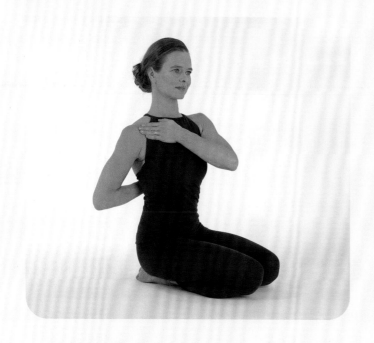

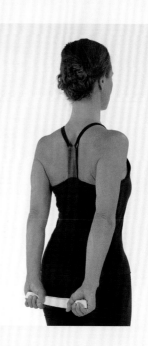

功能性练习　以肩部为重点 II

肩部感知练习

- 将右手的手背贴于下背部。
- 将左手的指尖沿着锁骨滑动到右肩。
- 将右侧肩关节头向后引导。可以通过右手向左滑动来牵引肩关节。
- 将左手的指尖继续向外侧滑动，感受肩关节的活动轨迹。

背部辅助伸展练习

- 用一条瑜伽带（或毛巾）来辅助练习。双臂放在身体后方，双手分别抓住瑜伽带的两端。
- 打开双肩，将肩关节轻轻拉到身体后侧。
- 保持两侧肩胛骨对齐。
- 将瑜伽带推向地面，同时轻轻抬头，使颈部挺直并得到拉伸。
- 将手臂进一步向下推。

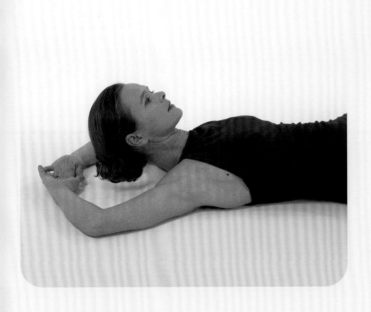

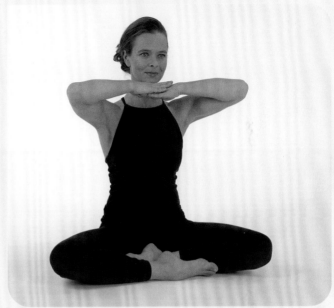

肩关节内收练习

- 在仰卧姿势下，将所有手指交叉叠放。向上翻转双手，使掌心朝向天空，然后将头后部放在双臂形成的包围圈中。
- 双肩向内收并保持对齐。
- 轻轻抬起肘部，将双手朝相反的方向拉，但是不要松开手指。
- 抬起头，轻轻下沉肩胛骨，将肘部放回瑜伽垫。
- 也可以在头后放一个小枕头，这样对颈部的刺激更加轻柔。

内在力量激活练习

- 以散盘坐开始，挺直身体，下沉骨盆，将头顶向天空引导。
- 双手上下叠放，置于下巴下方。肘部水平指向两侧。双侧肩胛骨保持一定宽度，骨盆保持稳定，肩部下沉。
- 吸气，下巴收紧，与双手对抗发力。
- 感受颈部深层肌肉被激活。
- 喉咙不能因为手的发力而发生阻塞。顺畅地呼吸，你可以清晰地听到"嗡嗡"声。

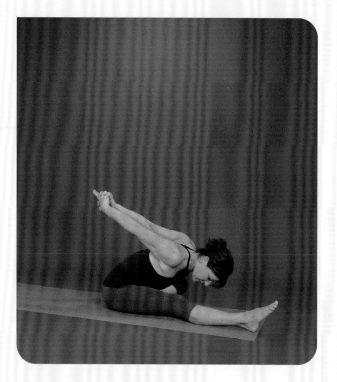

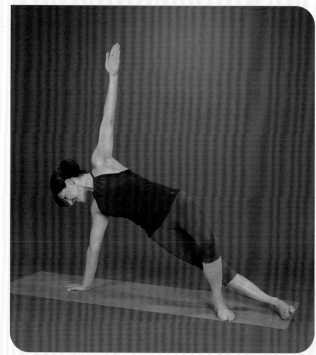

瑜伽序列 以肩部为重点

第1步：打开双肩，向前鞠躬

- 以长坐姿势开始，将坐骨下沉至瑜伽垫。左膝向外侧翻转至接触瑜伽垫，左脚底置于右大腿内侧。
- 打开双肩。
- 向后伸展双臂，将双手结成善普纳手印。
- 上半身从髋关节处向前倾，靠近伸直的右腿，以拉伸脊柱。
- 用力向后伸展手臂。

第2步：单侧手臂撑地

- 回到长坐姿势。左腿屈曲，左脚放在右大腿的外侧。
- 将身体重量转移至骨盆右侧。
- 右手放在身体后方。
- 右手和左脚向下发力，使骨盆上升，整个身体离开瑜伽垫。
- 左臂以较大的弧度向上伸展，整个身体转向右侧。
- 伸直的右腿也可以承担一部分身体重量。
- 眼睛看向地面。

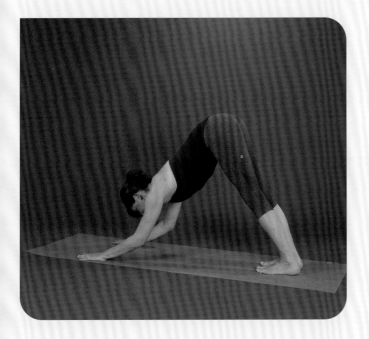

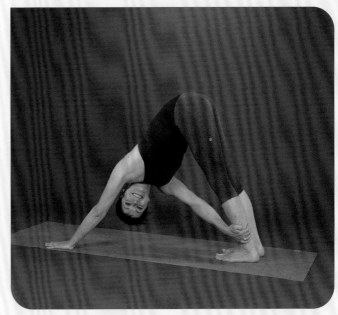

第3步：双手撑地

- 在上一步的基础上，将身体向右旋转，然后将左手放回瑜伽垫。
- 左腿随之向后滑动并伸直，双脚并拢，骨盆指向天空。
- 保持双肩远离耳朵。
- 吸气，胸骨抬高，背部形成自然圆润的弧形。
- 呼气，上半身下压，双臂随之屈曲并保持平行。
- 吸气，手掌向前滑动，手臂伸直。
- 挺直背部，使手臂与背部成一条直线。

第4步：旋转上半身

- 在上一步的基础上，将身体重量转移至左臂。
- 将上半身向右移动。
- 呼气，将上半身向左转，用右手抓住左小腿外侧。此时上半身的正面应该朝向身体左侧。
- 松开右手，利用双脚和左臂的力量将上半身往回转。
- 保持这个姿势呼吸几次，然后换另一侧重复这个序列。

桥式（Setu Bandha Sarvangasana）：以颈部为重点

» 桥式是最常见的瑜伽体式之一，它可以拉伸颈部并打开肩部。仰卧姿势下的动作可以强化腿部力量、放松头部以及拉伸胸部。

动作要点解析

◆ 以仰卧姿势开始，将双膝靠近心脏，做出膝碰胸式（Apanasana）。

◆ 头后部向上发力，双肩打开并下沉至地面。

◆ 呼气，将双脚的脚掌置于地面，在双脚和双膝之间留有一拳大的空间。

◆ 向双脚的方向滑动骨盆，吸气并拉伸脊柱。

◆ 呼气，将尾骨向耻骨方向引导并轻轻抬起骨盆。注意此时腰椎仍紧贴地面。

◆ 吸气，从骨盆开始逐节抬起脊柱，此时双脚和肩部之间就像架起了一座桥。脊柱形成平滑的弓形，胸骨向天空抬升。

◆ 保持这个姿势呼吸几次。放松面部。

◆ 注意下背部不要过度屈曲。想象你的肩胛骨将心脏轻轻向上抬。

◆ 呼气，先下沉胸骨，然后将脊柱逐节下沉，使背部回到地面，直至骨盆再次与地面接触。

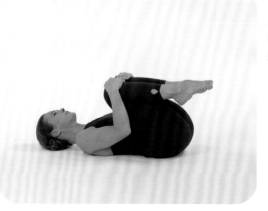

◀ 在膝碰胸式中，骨盆会微微抬起，下背部则紧贴地面。双肩打开，颈部拉长。

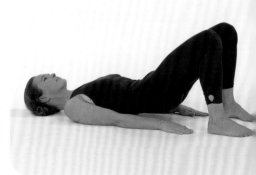

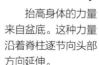
抬高身体的力量来自盆底。这种力量沿着脊柱逐节向头部方向延伸。

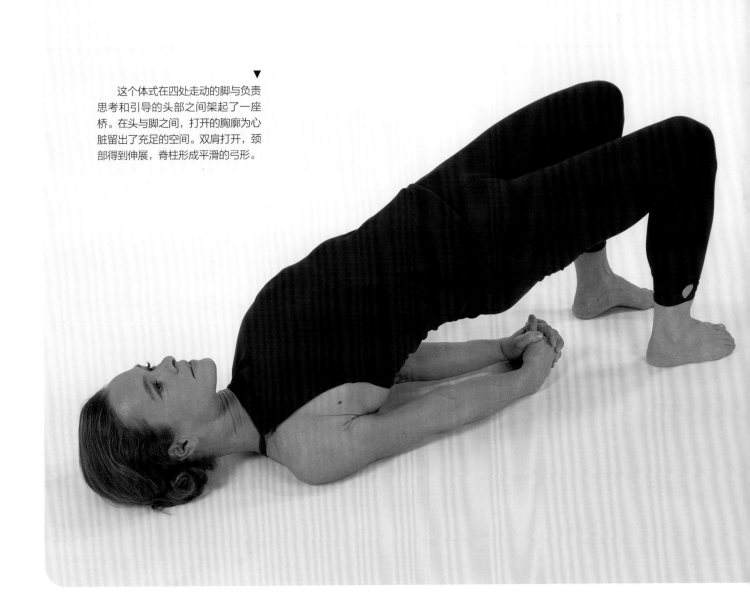

▼
这个体式在四处走动的脚与负责思考和引导的头部之间架起了一座桥。在头与脚之间，打开的胸廓为心脏留出了充足的空间。双肩打开，颈部得到伸展，脊柱形成平滑的弓形。

桥式的意义

打造"跨大西洋电缆"一样的颈部

颈部将人体重要的部分连接在一起：将头部与躯干相连，将大脑与心脏相连。人类发出声音的器官——咽喉，也位于颈部。动脉和静脉，脊柱和脊髓，交感神经和副交感神经，气管和食道，它们都要经过咽喉这个重要的通道。可以说，颈部就像"跨大西洋电缆"一样，对人体有重要意义。一方面，它像电缆一样与每个人的生活息息相关；另一方面，它也像电缆一样容易出现故障，所以对它的维护很重要。能够保障颈部和颈椎健康的体式包括猫式、鱼式、后仰支撑式和桥式，它们是"提升颈椎力量和活动性"的四重奏组合：猫式用于提升颈部力量，后仰支撑式用于激活颈部深层肌肉，鱼式用于促进颈部伸展，桥式则用于增强颈部的柔韧性。当今社会，许多人的颈部已经"生锈"，变得脆弱、僵硬，强行屈曲颈部会给身体带来极大的危险。

桥式的重点

提升颈部的柔韧性

年轻人的颈椎很柔软且具有韧性。年龄增长和不良习惯会导致颈椎的三维灵活性丧失。任何长时间的头部前倾动作，无论是对着方向盘、电脑屏幕，还是在就餐时，都会加剧颈椎的前凸。由于长期不良的姿势，颈椎的屈曲能力不可避免地受到影响，它将不能灵活地屈曲和伸展，其旋转能力也会减弱。

桥式在医学中的应用

打造柔软且灵活的颈部

桥式可以拉伸颈部，防止颈椎前凸，促使血液流向头部。增加头部的血流量对健康人来说也意义重大。桥式为缓解肩颈肌肉的紧张和紧张性头痛也提供了宝贵的解决办法。

肩倒立式、犁式、莲花烛台式和头倒立式属于高风险体式，会引发脑卒中、椎间盘突出症、骨关节炎性疼痛、头晕、视网膜脱落和心律不齐等。而桥式可作为低风险体式来替代头倒立式和犁式。

解剖学知识：颈总动脉位于颈部的前端，延伸至舌骨、下颌、胸骨、颅底，甚至可以远达肩胛骨。适度屈曲颈部可轻度压迫甲状腺，刺激迷走神经并有助于调节呼吸。但是需要注意，当颈部过度屈曲时，会引发血压下降和心律不齐等。

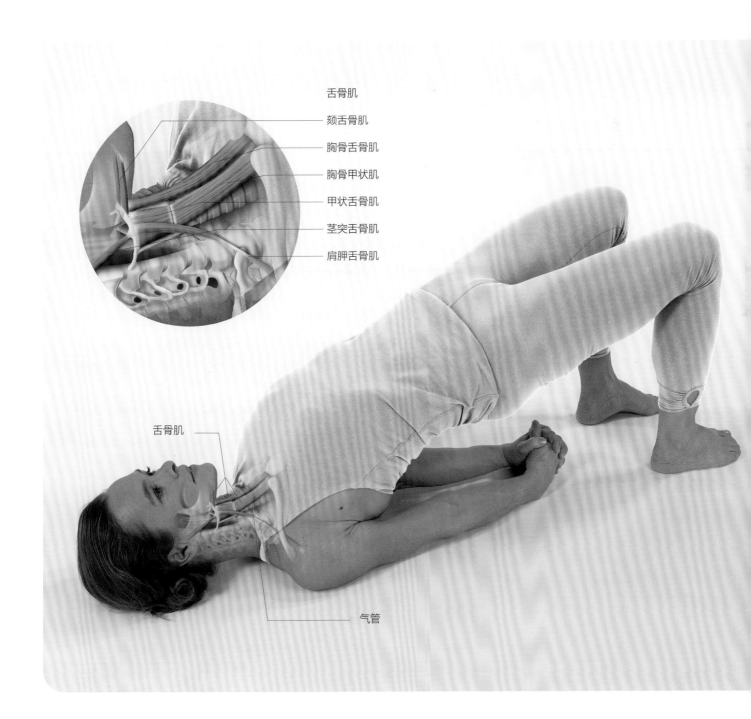

舌骨肌

颏舌骨肌

胸骨舌骨肌

胸骨甲状肌

甲状舌骨肌

茎突舌骨肌

肩胛舌骨肌

舌骨肌

气管

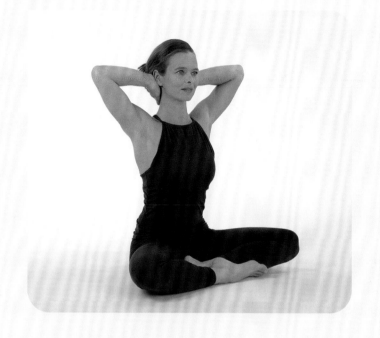
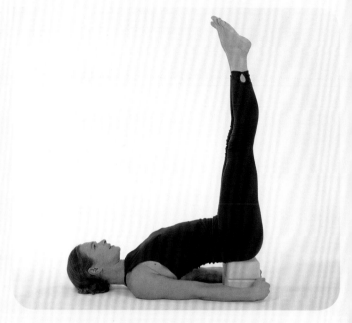

功能性练习　以颈部为重点

想象星星练习

- 以散盘坐开始。双手合十置于头后部，拇指放在头部的下缘——此处的两个关节将头部和颈椎相连。
- 吸气时，用拇指轻轻地将头部向上引导。将头微微向上抬起。
- 感受颈部的挺拔和舒展。
- 将头部下缘的两个关节想象为星星，通过拇指的运动让你的"星星"光芒四射。

颈部放松练习

- 以桥式开始，将几块瑜伽砖叠放在骶骨下方，利用瑜伽砖来稳定骨盆。
- 骨盆下沉，为身体提供稳固的支撑。双腿依次抬高至骨盆上方并垂直于地面。
- 吸气，继续在骨盆上方伸展双腿，将身体重量放在瑜伽砖上。
- 让气息自由流动，想象气息像手一样轻轻抚摸着你的脖子。

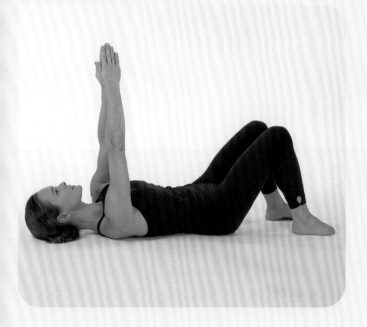

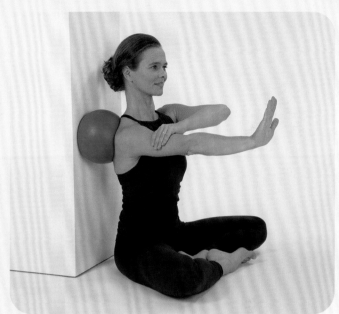

肩部舞动练习

- 以双腿屈曲的仰卧姿势开始。双臂垂直向上举起并在肩部上方伸展，双手合在一起结成合十手印（Anjali Mudra）。

- 骨盆向脚的方向滑动。头顶与骨盆向相反方向发力，相互远离。

- 呼气，双手继续向上发力，胸骨向上挺，肩部从地面抬起。两侧肩胛骨打开，下巴与颈部成直角。

- 吸气，肩部下沉回到地面。

背部敏锐度提升练习

- 以靠墙站立姿势或散盘坐开始，将一个柔软的瑜伽球放在右肩与墙壁之间。

- 将右臂水平向前伸展，并将左手放在右上臂上，拇指在上臂内侧，其余四指在外侧。

- 用左手支撑右肩的外旋。

- 右肩向后滑动，用力将瑜伽球紧紧地按在墙上。

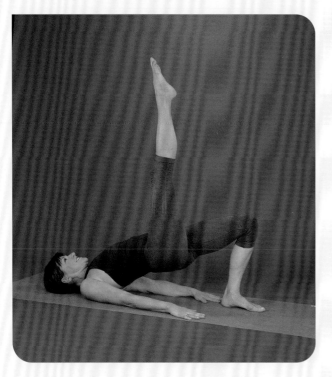 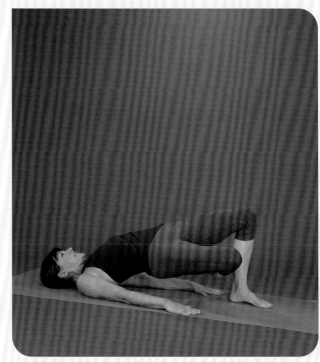

瑜伽序列　以颈部的伸展为重点

第1步：单脚指向天空

- 以桥式开始。将身体重量转移至左脚，保持身体的桥状结构稳定。
- 左侧腹股沟拉长，肩部和头部稳稳地下沉至瑜伽垫。
- 吸气，右脚完全从瑜伽垫上离开。
- 右腿抬起并向天空伸展，垂直于地面。
- 感受左脚与大地的连接以及左侧臀肌的发力。

第2步：进入扭转的桥式

- 在上一步的基础上，继续将左脚的外侧缘和大脚趾趾腹牢固地扎根于地面。
- 屈曲右膝，尽力使右脚位于骨盆下方。
- 将左膝向前推。
- 骨盆右侧下沉至比左侧低的位置，脊柱随之旋转。
- 双肩在瑜伽垫上得到舒展。
- 颈部放松地拉长。

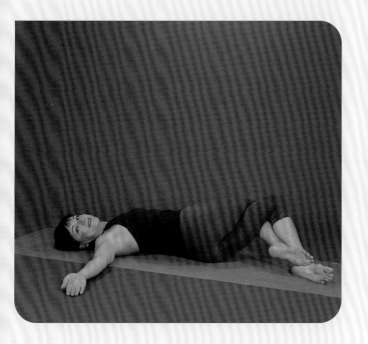

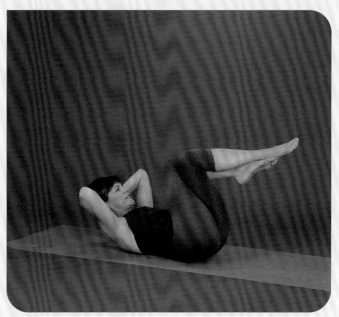

第3步：进一步扭转身体

- 在上一步的基础上，在瑜伽垫上滑动左脚直至左腿伸直。上半身逐渐下沉。
- 右大腿向上抬起，越过左大腿。右脚背贴在左小腿靠近脚踝的位置。
- 胸骨向内收，脊柱逐节贴近瑜伽垫，使身体呈仰卧姿势。
- 呼气时，将两条拧在一起的腿向左翻转。
- 将头向右转动，颈部随之放松地转动。

第4步：形成和谐的C形弓状结构

- 在上一步的基础上，将拧在一起的双腿向右翻转，恢复中立位。将左脚踩在瑜伽垫上。
- 眼睛看向上方。
- 双手交叉放在头后，拇指放在头部的下缘。
- 吸气，在拇指的辅助下将头部向上伸展，拉长颈部。
- 呼气，下沉胸骨，内收腹壁。同时抬头，将双膝向心脏方向牵引。
- 换另一侧重复这个序列。

牛面式（Gomukhasana）：以球窝关节为重点

» 在印度，牛被认为是神圣的。它们慷慨地给予人们牛奶和黄油，它们的粪便则被用作燃料。印度圣人罗摩克里希纳（Saint Ramakrishna）认为瑜伽士在练习瑜伽时也和牛有相似之处：并非所有人都能自发领悟真理，有些人需要在他人的引导下进入圣殿。

动作要点解析

◆ 以强大的木板式（即常说的平板支撑）开始。将右膝放在骨盆下方，脚尖指向左侧。

◆ 屈曲左腿，将右膝放入左膝后面的腿窝，两侧小腿向外打开，与双脚间的连线共同组成一个大三角形。

◆ 将身体重量向后移，坐在小腿间的地面上或瑜伽砖上。

◆ 现在，你的大小腿成直角，双膝并拢。要使骨盆正好位于小腿形成的三角形中间，你可以用双手按住双脚，轻轻抬高骨盆，然后放低坐骨，端正骨盆位置。如果想让坐骨降至更低的位置，你可以用手将小腿向外拉。

◆ 先垂直举起左臂，然后屈曲左臂，将肘部指向天空，并将前臂伸到头部后方。

◆ 向后屈曲右臂，使右前臂在背后向头部后方的左手伸展。

◆ 目视前方，挺直脊柱，注意双手的动作应协调。你可以用双手做出大象神手印（Ganesha Mudra）：双手从食指到无名指相互钩在一起。如果双手无法接触，可以用瑜伽带辅助。

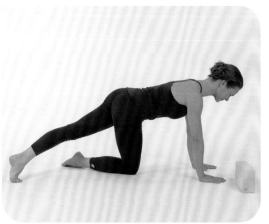

◀ 在屈腿的过程中，注意髋关节的对齐。

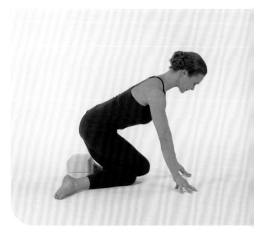

▶ 骨盆正好位于小腿形成的三角形中间。为了在这种双腿交叉的姿势下保持平衡，通常需要骨盆的力量。

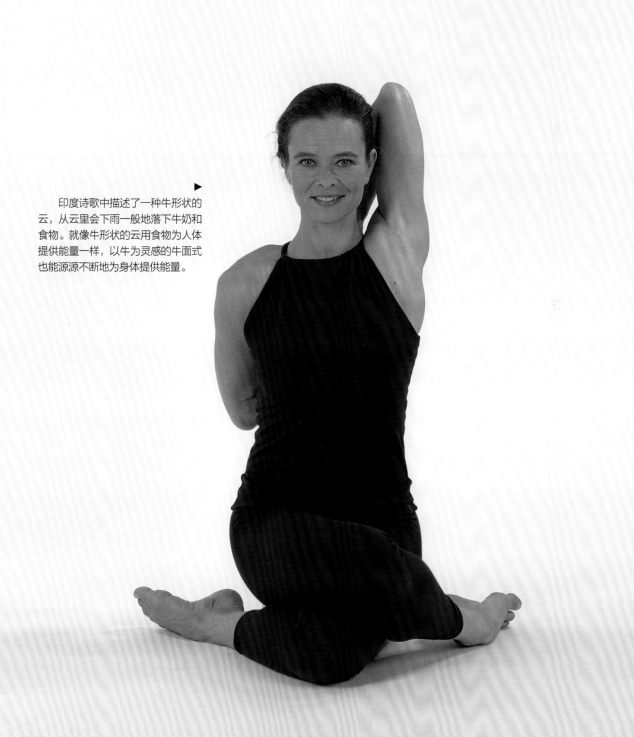

印度诗歌中描述了一种牛形状的云，从云里会下雨一般地落下牛奶和食物。就像牛形状的云用食物为人体提供能量一样，以牛为灵感的牛面式也能源源不断地为身体提供能量。

牛面式的意义

正确使用球窝关节

牛面式激活了4个球窝关节，其中2个位于肩部，2个位于髋部。人类的球窝关节是圆形的，非常完美，它们使直立行走成为可能，同时让运动多样性得以实现，让你的双脚可以轻松地越过树干和石头。髋部的球窝关节（髋关节）可以使双脚向各个方向运动——想一想劈叉或空手道踢腿就明白了。肩部的球窝关节（肩关节）也可以使手臂随心所欲地向各个方向运动，唯一不足的是，手臂没有腿那么长，运动半径和活动范围没有腿那么大。

在日常生活中，球窝关节经常错误地被作为屈戌关节使用，于是多方向的三维运动退化成了二维的屈伸运动，其运动多样性受到了极大限制。似乎瑜伽前辈已经预计到几千年后人类会缺乏运动，于是发明了牛面式。在这个体式中，4个球窝关节同时进行三维运动，能够得到绝佳锻炼。

牛面式的重点

关注4个球窝关节的灵活转动

人类是用双脚交替行走的动物——当右腿朝前迈时，左臂朝前摆，因此，每走一步骨盆都会在上下、前后、左右这3个方向上运动，而腿保持面向前方对齐。髋关节必须在"骨盆方向不断变化"和"腿的方向不变"之间进行调节。牛面式包含了许多上半身和下半身高强度、多方向的转动动作，因此比起跑步，它可以使髋关节的灵活性得到更大的提升。肩关节也是一个道理。

牛面式在医学中的应用

缓解髋部与肩部不适

牛面式可以使球窝关节保持灵活，将髋关节和肩关节的屈曲和外旋，前臂的伸展和内旋以及上臂的屈曲和外旋结合在一起，非常符合人体的螺旋结构。这个体式非常适合肌肉紧张的患者（如髂胫束摩擦综合征和梨状肌综合征患者）。此外，练习这个体式可以预防骨骼磨损。

注意，髋关节僵硬通常不是髋关节缺乏运动导致的，更多是因为髋关节的关节窝和关节头骨化，使得腿无法处于理想的位置，对此必须给予重视，及时就医。髋关节、肩关节和半月板有问题的人也不合适练习这个体式。肩周炎、肩关节撞击综合征和习惯性肩关节脱位患者应该避免练习这个体式。

解剖学知识：肩关节和髋关节有很多共同点，它们都有作为支撑平面的扁平骨骼——髋部为髋骨，肩部为肩胛骨；它们都有灵活轻巧的结构，既灵活又稳定，能够完成多种多样的运动。

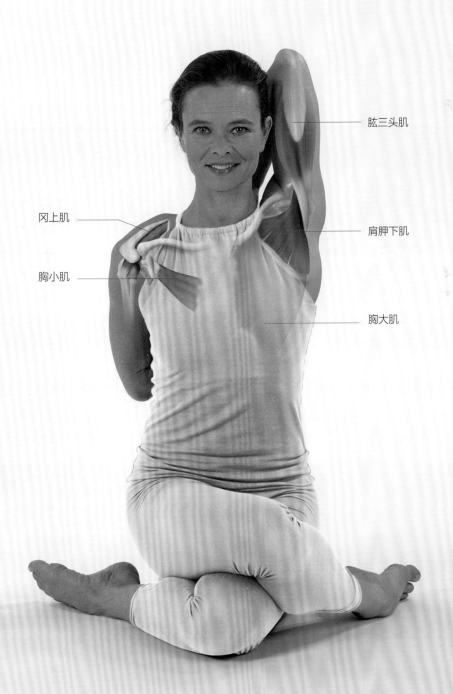

肱三头肌

冈上肌

肩胛下肌

胸小肌

胸大肌

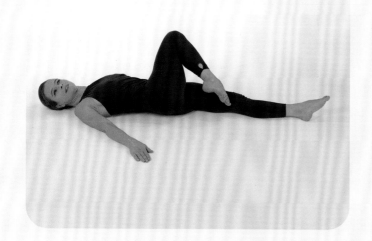 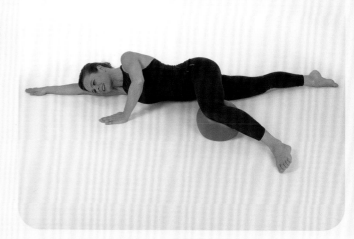

功能性练习   以球窝关节为重点

膝关节8字描画练习

- 以仰卧姿势开始，将注意力转移至骨盆，让骨盆处于中立位。

- 将右膝拉向上半身，同时拉伸左腿。

- 保持骨盆稳定，用右膝在空中画一个躺着的8字。

- 在画8字的过程中，髋关节应灵活地旋转。注意骨盆在髋关节旋转时仍然保持平衡。

髋关节活动性练习

- 以右侧卧姿势开始，抬起并屈曲左腿，将膝盖放在瑜伽球上。注意髋关节应屈曲90°，左脚的内侧缘接触地面。

- 翻转身体呈俯卧姿势。微微屈曲左腿，使膝盖的位置略高于脚。

- 股骨外旋，髋关节内旋，坐骨下沉。

- 回到起始的右侧卧姿势。这样来回活动几次髋关节，然后换另一侧重复动作。

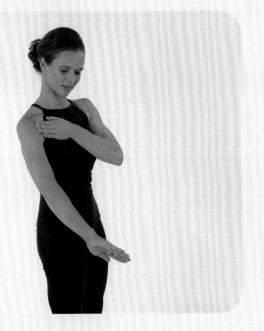

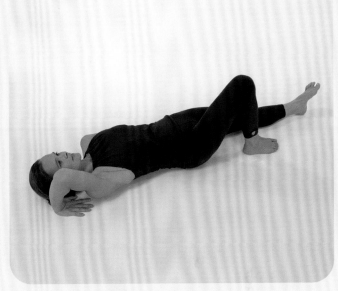

肩关节8字练习

● 以站立姿势开始，右臂自然下垂。

● 将左手的指尖按在右肩的前侧，这样你可以仔细感受
  肩部的运动。打开双肩。

● 用右肩自前向后画一个躺着的8字。

● 右侧肘部和手背发力以引导肩关节转动。

肩关节外旋练习

● 以仰卧姿势开始，屈曲右腿，将右脚踩在瑜伽垫上。

● 右手放在头部右侧，肘部朝上，手指指向肩部。

● 右肘从外向内绕几次圈，感受肩关节的外旋。

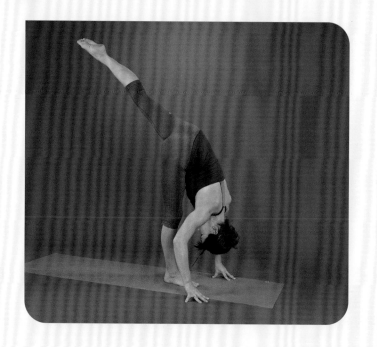

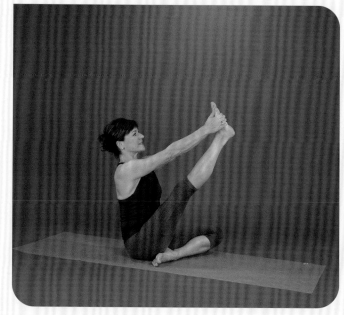

瑜伽序列　以球窝关节的灵活性为重点

第1步：在站立姿势下做出劈叉动作

- 以站立姿势开始，双脚分开与髋同宽。上半身大幅度前屈，松松地贴在双腿上。
- 屈曲髋关节，使坐骨指向天空。
- 微微屈曲左膝，在保持坐骨稳定的前提下，将身体重量转移至右腿。
- 左腿向后伸出，脚尖指向天空。
- 身体进一步前屈，左腿继续上升。

第2步：拉伸腿部

- 以长坐姿势开始，上半身挺直。左腿屈曲，脚底靠近会阴处，脚跟放在右侧坐骨旁边，膝盖和小腿下沉至瑜伽垫。
- 骨盆下沉，右腿抬高并伸直。
- 双手抓住右大腿、右小腿或右脚，在手的帮助下进一步抬高右腿。
- 拉伸右腿，使身体的后侧和前侧都得到拉伸。
- 双肩打开并下沉。

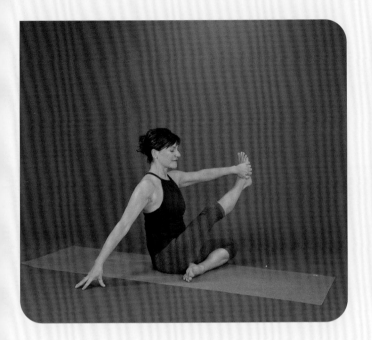

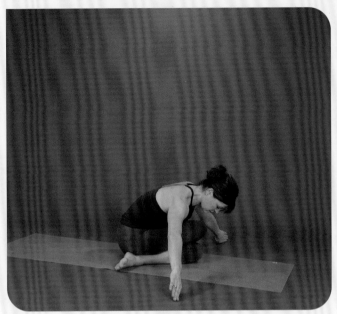

第3步：进一步拉伸腿部

- 在上一步的基础上，保持上半身挺直。
- 松开右手，用左手抓住右腿或右脚的外侧。
- 吸气，同时在左手的帮助下将右腿向左牵引。
- 将右侧坐骨下沉至瑜伽垫，感受能量通过坐骨向上流动。
- 保持内部挺直，并在水平方向伸展双肩。

第4步：以鞠躬的牛面式收尾

- 松开左手，屈曲右腿使两条腿交叉，做出牛面式的腿部姿势。
- 骨盆保持端正，从内部拉长脊柱。
- 吸气时，双肩打开并下沉，双臂向上举起。
- 举起的双臂呈V形，指尖指向天空。
- 呼气，上半身从髋关节处向前倾，呈鞠躬的姿势，此时双臂呈倒V形。

鹰式（Garudasana）：以集中精神为重点

» 迦楼罗（Garuda）是印度神话中神秘的"鸟王"，是维护宇宙之权的神明毗湿奴的坐骑，是一种半人半鹰的生物。鹰是力量和成功的象征，也代表着敏锐的观察力。即使在很高的天空中，它也能精确地锁定地球上最小的生物。

动作要点解析

◆ 以直立姿势开始，将身体重量转移至右腿，并将骨盆右侧向后下方引导。左腿自由而灵活。

◆ 抬起左腿，屈曲右腿，将左大腿放到右大腿的前侧。

◆ 屈曲左腿，将左小腿放到右小腿的后侧。

◆ 双臂向前平举，掌心相对。两侧手肘屈曲，上臂与前臂成直角。

◆ 将右肘放在左肘下，使双肘在胸前上下交叠，左右前臂互相缠绕并垂直于地面。

◆ 双手手掌紧贴，手指并拢并指向天空，拇指朝向脸。

◆ 双臂和双腿都紧紧缠绕在一起，双膝指向前方。骨盆保持端正。

◆ 保持两侧肩胛骨有足够宽度并将其向后下方引导。头顶向上发力。

◆ 缓缓将交叠在一起的手肘抬高。

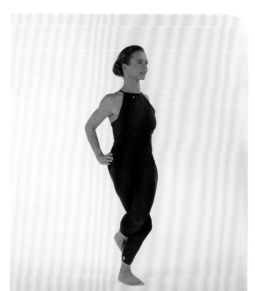

◀ 练习单脚站立的稳定性。保持支撑腿微微屈曲，膝盖不要超过脚尖，脚的外侧缘、脚跟和脚趾趾腹均深深扎根于地面。

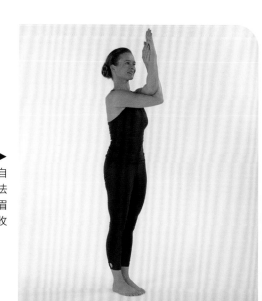

▶ 将目光聚焦于自己两眉中间的方法在瑜伽中叫凝视眉心法。双肩应内收并下沉。

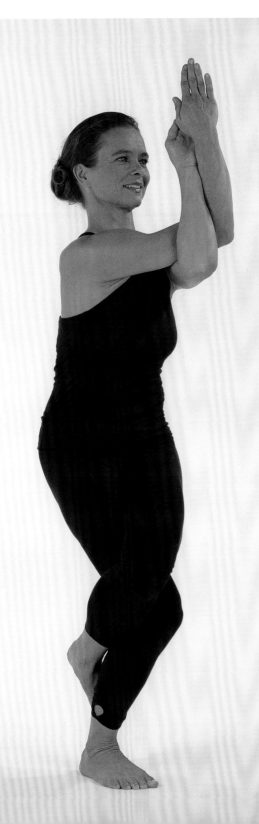

　　在上下部的双重缠绕中保持身体的端正和挺直。这正是鹰式的哲学：外表并不重要，瑜伽士的练习应将重点放在身体内部。在印度故事中，"鸟王"迦楼罗就曾化身成一条蛇战胜了邪恶。

鹰式的意义

在广阔的空间探索

瑜伽士缠绕在一起的手臂和腿与老鹰有什么关系？答案一定会令你惊讶。缠绕的手臂和腿可以促进左右脑的合作。此外，练习这个体式时，你需要保持极高的专注度和警觉性，偶尔还要进行冥想，这些也需要左右脑的合作。大脑因其复杂性和可塑性而令人着迷。有些科学家将人类的大脑与计算机进行了比较：没有经过锻炼的大脑就像不联网的计算机，使用这样的计算机时，你只能用自己的程序和数据；而左右脑合作的大脑就像联网的计算机，通过互联网，你可以超越时空的界限，在广阔的空间展开翅膀，随心探索。通过鹰式，瑜伽士可以保持精神的微妙平衡并充分锻炼大脑的功能，有助于找到生命的本质并让自己的心灵得到升华。

鹰式的重点

不思考的艺术

请问问自己：在练习瑜伽时，你的注意力应该放在什么上？姿势？感受？意识？呼吸？内在的态度还是运动的过程？被我问到这个问题的大多数人都在努力正确地做出体式和觉察自己的身体之间摇摆不定。其实，在所有的注意力练习中，起决定性作用都是身体动作、积极的情绪和"不思考"。是的，有时放空自己反而能更好地集中精神。但是，"不思考"对许多人来说是困难的。注意你思维之间的停顿，并延长停顿时间，直到你可以不假思索地进行体式练习。

鹰式在医学中的应用

平衡与集中

鹰式可以锻炼腿部的力量和身体的平衡，同时身体的几个重要关节（如肩关节、肘关节、腕关节、髋关节和膝关节）都得到了锻炼。鹰式也可以使头脑平静并提高注意力，非常适合内心不安、注意力不集中和缺乏动力的人。

注意，如果你在练习这个体式时感到头晕、站立不稳，或有跌倒的风险，则需要采取预防措施，比如在防滑地板上练习、使用扶手等。如果你的膝盖、臀部、肩部或肘部等部位的重要关节因疾病或疼痛而活动受限，那么你应根据不适的具体位置和程度调整练习。

解剖学知识：要实现身体的平衡和内心的平静，关键在于身体沿纵轴对齐。支撑腿及同侧的脚跟、脊柱和头顶都应该靠近这条轴，因为重心位于这条轴上，越靠近重心，越能借助体重保持身体稳定。

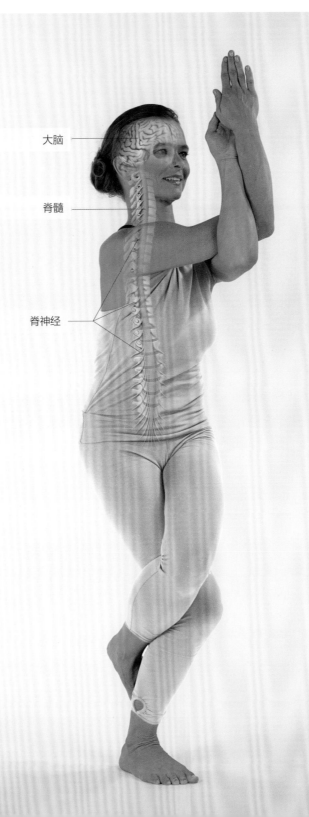

大脑

脊髓

脊神经

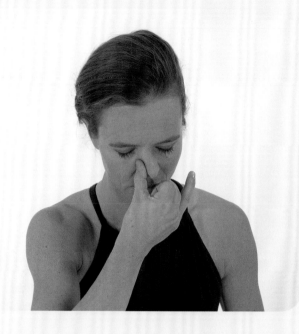 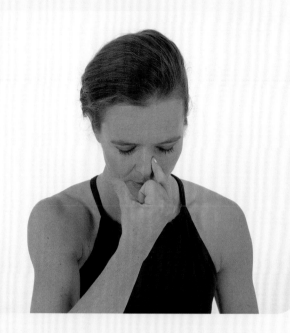

功能性练习　以集中精神为重点

月亮式呼吸练习

- 以上半身挺直的站姿或坐姿开始，用右手做出毗湿奴手印：食指和中指向手掌屈曲，其余手指自然张开。
- 轻轻将拇指放在右侧鼻翼上并使其紧贴鼻中隔。
- 用左鼻孔吸气，感受引导到体内的气息带来的能量。
- 用无名指闭合左鼻孔，抬起右侧鼻翼上的拇指，通过右鼻孔平静地呼气。
- 平静地呼吸，用左鼻孔吸气，用右鼻孔呼气。
- 月亮式呼吸练习可以为身体提供平和安静的能量，正如月亮一样。

太阳式呼吸练习

- 先用两个鼻孔呼吸。
- 感受引导至体内的气息带来的能量。
- 用拇指轻轻闭合右鼻孔，并通过左鼻孔将通过月亮式呼吸练习汲取的能量呼出。
- 放松地用右鼻孔吸气，然后用左鼻孔呼气。
- 太阳式呼吸练习可以提供强大的、像太阳一样温暖全身的能量。

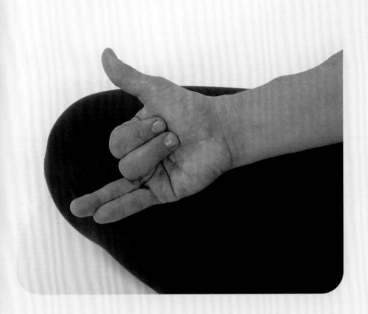

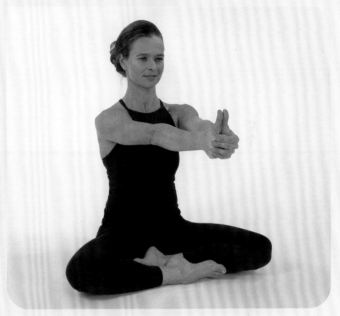

交替呼吸练习

- 将拇指轻轻放在右鼻孔上。

- 只用左鼻孔呼吸。屏息一小会儿。

- 将无名指放在左鼻孔上。用右鼻孔呼气，屏息一小会
  儿，然后用右鼻孔吸气。

- 让气息随着这种变化在体内流动。将拇指和无名指轻
  轻放在两侧鼻孔上，使空气流通中断。

- 几次循环后，用左鼻孔呼气，结束练习。

林伽手印练习

- 以上半身挺直的坐姿开始，向前伸出右臂。

- 右手握拳。

- 向前伸出左臂，用左手包住右手，并将两根拇指垂直
  向上伸出，做出林伽手印（Linga Mudra）。

- 将目光对准拇指尖。

- 保持呼吸畅通，将注意力集中在手印上。

- 放空大脑，保持目光专注、内心平静。

- 放下手臂，闭上眼睛，放松。

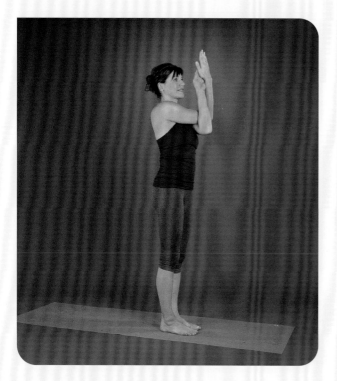 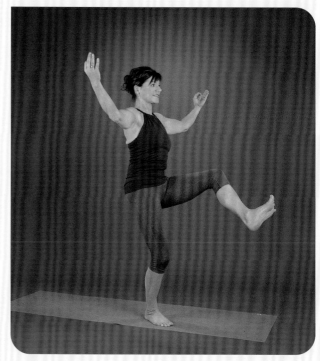

瑜伽序列　以灵活舞动为重点

第1步：专注地保持平衡

- 以直立姿势开始，将双臂抬高至肩部的高度。分别将双手的拇指和食指指尖相触，做出智慧手印（Jnana Mudra）。

- 将右肘放在左肘上，使左右前臂互相缠绕并垂直于地面。松开手印，将手指向上方伸展。

- 挺直身体并拉伸脊柱。

- 吸气时，抬起脚跟。

- 注意保持身体平衡。

第2步：像湿婆一样舞动

- 呼气时，放下脚跟。

- 将身体重量转移至右腿。

- 轻轻屈曲右膝。

- 抬高并屈曲左腿，将左侧髋关节向外旋转，并将小腿向内旋转，就像湿婆在跳舞一样。

- 向两侧张开双臂，此时肘部微屈且稍低于肩部。双手恢复智慧手印，掌心朝上。

- 让尾骨和头顶向相反方向发力，为富有表现力的舞蹈赋予内在的稳定性。

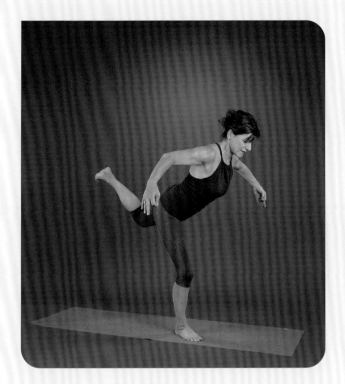 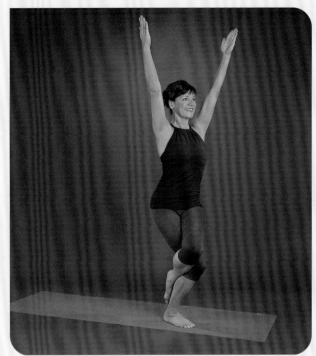

第3步：鞠躬并保持平衡

- 吸气。屈曲的手臂保持不动，外旋的肩部保持打开的状态。

- 呼气，交叉双臂，将双手放在脸部前方。脊柱保持拉长的状态。

- 将屈曲的左腿向后引导。

- 双臂向下滑动至身体两侧。注意此时掌心朝下。

- 随着手臂的动作，上半身自然前倾。在鞠躬的姿势下保持平衡，并将注意力放在屈曲的右腿上。

第4步：像雄鹰一样展翅

- 回到直立姿势。

- 向着天空伸展手臂，使双臂像大写的V一样。

- 左腿向前，缠绕在屈曲的右腿上。

- 左大腿在前，与右大腿交叉，左脚背紧贴右小腿后侧，做出鹰式的腿部姿势。

- 保持骨盆端正、挺直，优雅地保持头部平衡。

- 将目光投向远方。

- 将左脚放到右脚旁，恢复直立姿势。换另一侧重复这个序列。

仰卧束角式（Supta Baddha Konasana）：以放松为重点

》 "Pratyahara"在中文里意为"感官收摄"，具体表现为收回过度外溢的感知，将注意力集中于内心，从而获得内心的满足感。感官收摄练习可以引领你进入专注的状态。

动作要点解析

◆ 在身后放一块瑜伽砖，使瑜伽砖垂直于躯干。

◆ 坐在瑜伽砖前一手宽的地方。将双脚脚掌相对，靠近会阴，大腿与小腿尽量靠近。

◆ 双手放在身体后方支撑身体，双手间距略大于髋宽，指尖朝前。在手臂的支撑下，将上半身轻轻向后倾，使背部与瑜伽砖接触。

◆ 如有必要，可在头下也放一块瑜伽砖，以轻柔地拉伸颈部。

◆ 后背放松地下沉。

◆ 手臂向前滑动到身体两侧并伸直，掌心朝上。双肩打开。

◆ 感受背部得到了良好的支撑。

◆ 让气息在体内自由地流动。

◆ 将注意力向身体内部引导。你在哪里感觉到了呼吸引起的振动？你觉得哪里在起支撑作用？哪里是舒展的？

◆ 此时你会感觉自己就像躺在床上一样舒适。

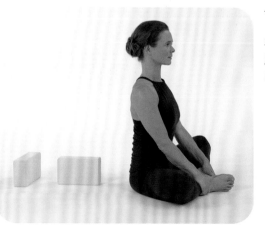

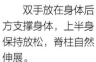
坐在瑜伽砖前一手宽的地方，此时双脚贴在一起，双膝指向两侧。保持放松。

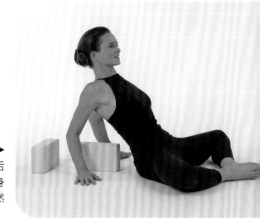
双手放在身体后方支撑身体，上半身保持放松，脊柱自然伸展。

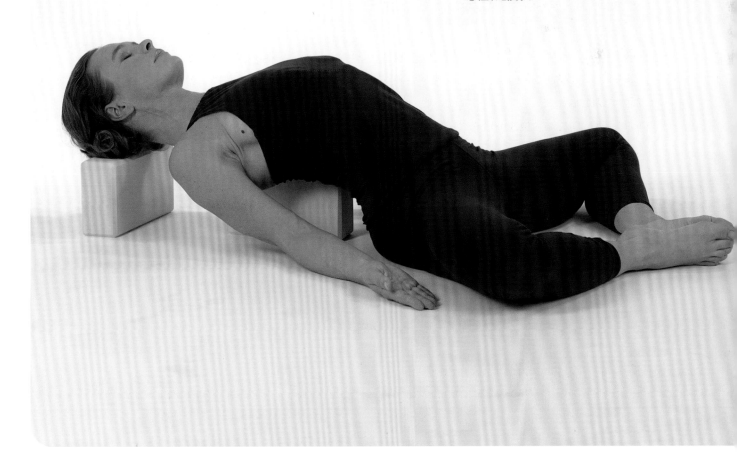

在这个体式中，你的呼吸变得缓慢，肌肉得到放松，器官被吸入的气息轻柔地按摩。

仰卧束角式的意义

帮助人们学会放松

现代人都过得很匆忙，生活充满了压力，用于调节紧张和松弛之间微妙平衡关系的自主神经系统也持续承受着压力。自主神经系统由交感神经和副交感神经组成，其中交感神经可以使人保持清醒、兴奋，促使身体表现得更好。而副交感神经（如迷走神经）——它从大脑开始，穿过颅骨的底部，经过喉部，蔓延至胸部和腹部的内脏器官——可以抑制体内器官的过度兴奋，使它们获得必要的休息。放松的关键在于激活副交感神经，瑜伽就可以做到这一点。

仰卧束角式的重点

副交感神经和交感神经的平衡

人在紧张、焦虑时会激活交感神经，瑜伽中用于放松的体式和呼吸练习能够降低交感神经的兴奋度。某些特定的体式，如桥式，可以通过呼吸引起的振动和轻微的压迫来柔和地刺激迷走神经。激活迷走神经对所有器官都有益。

仰卧束角式在医学中的应用

绝佳的抗压练习

放松练习是哈他瑜伽不可或缺的一部分，有助于解决因交感神经疾病引发的心脏、呼吸、消化和情绪问题。在动态瑜伽中，放松常常被忽略，因此这种瑜伽往往无法对自主神经系统产生积极影响。

注意，女性怀孕后期不适合练习仰卧束角式，因为可能会压迫下腔静脉并影响血液循环。

解剖学知识：许多作者在写关于瑜伽的书时都忽略了体式对自主神经系统的详细作用，他们仅仅泛泛地夸赞瑜伽可以让练习者获得平衡，而不会从医学角度阐释其确切的生效过程。对交感神经的抑制和对副交感神经的激活正是练习者获得平衡的原理。

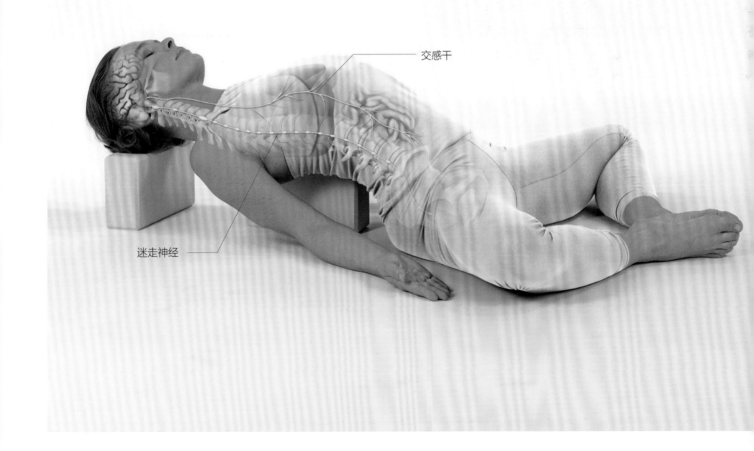

交感干

迷走神经

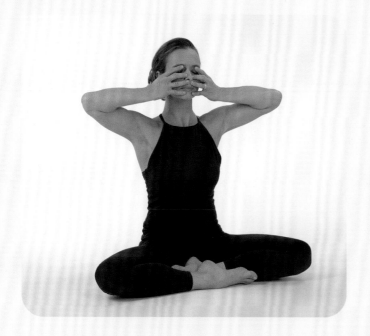
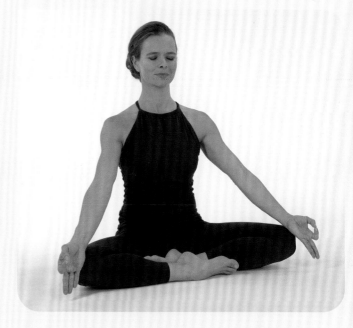

功能性练习　以放松为重点

内在倾听练习

- 以舒适的坐姿开始，将双手的小指放在下唇上，将无名指尖放在上唇上，将中指放在鼻翼上，将食指放在眼睑上，将拇指放在耳郭处。
- 用双手将脸部与外面的世界隔离开来，这样有助于集中精神，享受宁静与平和。
- 此时，你可以静静地倾听身体内部的声音。
- 感受呼吸变得越来越轻缓。尽量减轻呼吸产生的声音，以免打扰你倾听。

发声练习

- 以舒适的坐姿开始，挺直身体，持续发出"wu"的声音。
- 逐渐降低声音直至声音完全消失，感受声音在盆腔中引起的振动。
- 发出声音延长了呼气时间。声音引起的振动会轻柔地刺激身体的不同部位。
- 发出"ao"的声音。此时你可以感受到太阳神经丛被激活。
- 发出"ei"的声音，感受声音在胸腔中引起的振动。
- 随后发出引起颈部和喉头振动的"yi"的声音，以及引起头部和咽部振动的"ai"的声音。

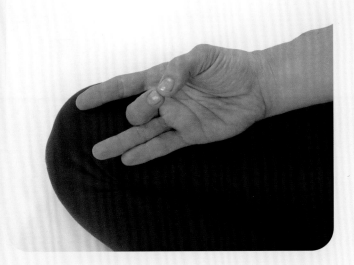

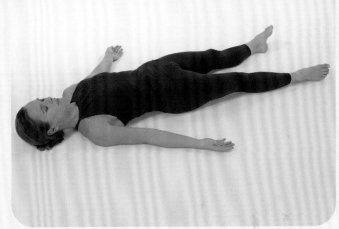

手印与吟诵配合练习

- 以舒适的坐姿开始，挺直身体，分别将双手的手背松弛地放在大腿上，拇指和食指指尖相触结成智慧手印。轻轻闭上眼睛。
- 在脑海中吟诵"萨塔那嘛"（sa-ta-na-ma）。在这句诵词中，"sa"代表出生，"ta"代表生命，"na"代表死亡，"ma"代表重生。
- 在默念诵词的同时，将拇指放在对应的手指上：食指代表"sa"，中指代表"ta"，无名指代表"na"，小指代表"ma"。
- 重复上述过程。

仰卧冥想练习

- 在仰卧姿势下，想象头顶上有一束明亮的光芒。它温暖宜人，可放松你的头部肌肉，并在额头区域扩展。你的脸和下巴也将得到放松。
- 将身体向下沉，放松颈部、肩部、手臂和手。
- 想象光芒向下移动并凝聚在腹部和骨盆，然后向外扩展，越过双腿，直达脚趾。
- 让自己完全被这束明亮、温暖的光芒包围，感受深深的放松和感动。

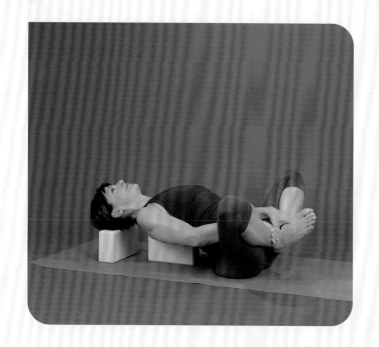

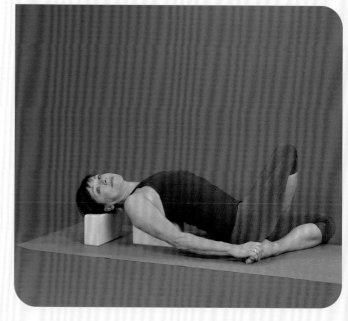

瑜伽序列 以放松为重点

第1步：加强四肢的联系

- 以仰卧束角式开始，将身体重量转移至骨盆，轻轻将坐骨向上抬，并使双脚离地。
- 将双脚悬空在骨盆上方，进一步屈曲双腿。
- 用双手抓住双脚脚踝，大拇指朝内，其余四指朝外。
- 保持肩部放松。
- 轻轻将屈曲的双腿向躯干方向牵拉。

第2步：放松地旋转

- 呼气时松开双手，将双腿下沉至瑜伽垫，回到仰卧束角式。
- 将相贴的双脚分开，用右手将左脚拉到骨盆附近。
- 缓慢地向右侧转头。
- 将右脚放在左大腿上，或越过左腿放在左腿外侧的瑜伽垫上。
- 注意脊柱应呈平滑的弧形。通过内视，沿着脊柱自下而上感受自己的身体。
- 换另一侧重复动作。

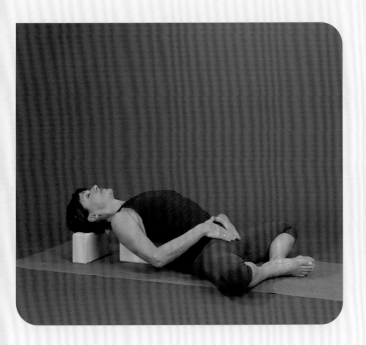

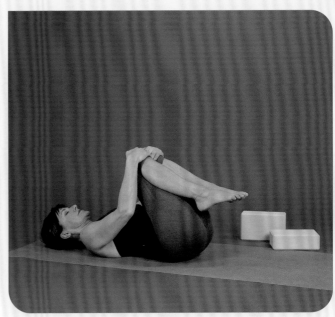

第3步：进行腹式深呼吸

- 以仰卧束角式开始，将双手放在小腹上，两侧拇指和食指指尖相对形成三角形。三角形是均衡的标志。
- 将双手轻轻向下压，感受你吸入的气息流到腹部。
- 想象你的器官正通过呼吸得到按摩。
- 放松能够让你对生活有深刻的感知，不会迷失自我，不会伤害自己或他人。

第4步：放松地蜷缩

- 将分开在两侧的双膝并拢，并将双脚置于骨盆前方。将头部和背部下面的两块瑜伽砖放在一旁。
- 呼吸几次后，将腹壁向内收并将膝盖拉向心脏。
- 将意识集中于盆腔，放松地呼吸几次。
- 要结束该序列，你可以将双脚放下，并缓慢地坐起来。

从头到脚的挑战

谁最清楚哪个体式针对众多潜在健康问题中的哪一个？正是你自己！更确切地说是，你可以借助于下面的表格来了解自己的健康问题，该表总结了《医学瑜伽》和本书中针对不同健康问题适合的和危险的体式。

健康问题	适合的体式	注意事项	危险的体式
脚趾问题			
跚僵直及其导致的大脚趾骨关节炎	练习中要求整个脚掌扎根于地面的站立体式或脚部不承担压力的体式是适合的，这样的体式包括但不限于《医学瑜伽》中的树式、战士二式、三角伸展式、仰卧手抓脚趾伸展式、站立前屈式、犁式，以及本书中的战士三式、坐角式、鹰式、半月式、头到膝前屈伸展式。	在用脚趾支撑地面的体式中就需要格外注意脚部动作的准确性，如进入乌鸦式时。	练习中要求用脚趾承担全部身体重量的体式对跚僵直患者来说是危险的，这样的体式包括但不限于《医学瑜伽》中的木板式、侧角扭转式以及本书中的金刚坐式、战士一式。
跚外翻（主要表现为大脚趾偏斜）	练习中要求整个脚掌扎根于地面的站立体式或者脚部不承担压力的体式是适合的，这样的体式包括但不限于《医学瑜伽》中的树式、战士二式、三角伸展式、仰卧手抓脚趾伸展式、站立前屈式、犁式，以及本书中的战士三式、坐角式、鹰式、半月式和头到膝前屈伸展式。	膝盖和腿向内旋转会加重足外翻畸形，要注意避免这种情况。	练习中要求用脚趾承担全部身体重量的体式对跚外翻患者来说是危险的，这样的体式包括但不限于《医学瑜伽》中的木板式、侧角扭转式以及本书中的金刚坐式、战士一式。
爪形趾（主要表现为仰趾畸形、跖趾关节过伸畸形、脚趾前抓）	练习中要求整个脚掌扎根于地面的站立体式或脚部不承担压力的体式是适合的，这样的体式包括但不限于《医学瑜伽》中的树式、战士二式、三角伸展式、仰卧手抓脚趾伸展式、站立前屈式和犁式，以及本书中的战士三式、坐角式、鹰式、半月式和头到膝前屈伸展式。	一般来说，所有的瑜伽体式爪形趾患者都可以练习。但是练习时需要注意，脚趾需要在趾长屈肌的协助下紧贴地面。	如果爪形趾已经严重到引发剧烈疼痛，请不要进行任何瑜伽练习。当身体有失衡现象的时候，练习瑜伽应该多加注意。例如，糖尿病性神经病患者由于丧失了脚趾的控制，练习时跌倒的风险将会增加。

健康问题	适合的体式	注意事项	危险的体式
足底疼痛			
脚跟骨刺及其导致的足底筋膜慢性炎症	练习中要求拉伸小腿和（或）脚底的所有体式都是适合的，这样的体式包括但不限于《医学瑜伽》中的仰卧手抓脚趾伸展式、下犬式、木板式、乌鸦式和侧角扭转式，以及本书中的半月式、金刚坐式、战士一式。木板式和金刚坐式是拉伸足底筋膜的绝佳选择，但是在练习这两个体式时必须注意练习强度。	如果足底筋膜发炎，练习时请确保脚处于柔软的垫子上，避免踩在坚硬或不平坦的表面。同时，在日常生活中也要避免赤脚在坚硬的地面上行走。如果练习过程中疼痛加剧，必须马上停止。	如果足底筋膜发炎发展到急性炎症阶段，应避免对脚施加压力，无论是足底的什么区域。避免选择站立体式，最好选择双脚离地的体式。
跖骨痛	练习中要求整个脚掌扎根于地面的站立体式或脚部不承担压力的体式是适合的，这样的体式包括但不限于《医学瑜伽》中的树式、战士二式、三角伸展式、仰卧手抓脚趾伸展式、站立前屈式、犁式，以及本书中的战士三式、坐角式、鹰式、半月式、头到膝前屈伸展式。练习中要求前脚背触地的体式也对缓解跖骨痛很有帮助，比如《医学瑜伽》中的骆驼式、眼镜蛇式以及本书中的猫式。	抬起脚跟增加了脚趾和前脚掌的负荷，所以练习下面的体式时需要格外注意控制肌肉和专心地伸展脚趾，这些体式包括但不限于《医学瑜伽》中的乌鸦式、木板式、侧角扭转式，以及本书中的战士一式、金刚坐式。	在遵循上述注意事项的前提下练习《医学瑜伽》和本书中的体式时，跖骨痛一般不会引起前脚掌区域疼痛。但是在极端情况下，赤脚踩在坚硬的地面上的任何动作都会引起剧烈的疼痛。柔软的瑜伽垫或其他缓冲工具可减轻对前脚掌区域的刺激。

续表

健康问题	适合的体式	注意事项	危险的体式
莫顿神经瘤（主要表现为趾间神经病变）	练习中能使前足足横弓主动拱起的所有体式都是适合的，这样的体式包括但不限于《医学瑜伽》中的快乐婴儿式、靠墙倒箭式、半鱼王式，以及本书中的头到膝前屈伸展式和仰卧束角式。	练习下面的体式需要注意，如果没有积极地保持足部横向的弓形结构，那么在前脚上施加压力会加重病变，这些体式包括但不限于《医学瑜伽》中的木板式、侧角扭转式以及本书中的金刚坐式。	由于瑜伽通常是赤脚练习的，脚趾间的莫顿神经瘤不会因为紧绷的袜子和鞋的压迫而引起疼痛。直径超过1厘米的大型莫顿神经瘤可能是例外——这种情况下不适合练习瑜伽。
足弓问题			
高弓足（主要表现为足弓比正常生理状态明显更高）	所有的站立体式都是适合的。练习中请确保大脚趾的跖趾关节紧贴地面。	重要的是对足弓有足够的控制力，同时在纵向上松弛脚部。严重的高弓足往往会使脚跟不自觉向外微微倾斜，那么注意在进行体式练习时，脚跟不能再向外倾斜（详细信息参见腓骨肌腱炎的相关内容）。	
足外翻	练习中要求脚跟着地的所有站立体式都是适合的，这样的体式包括但不限于《医学瑜伽》中的树式、侧角扭转式、站立前屈式，以及本书中的战士三式、半月式、鹰式。	在某些体式中，脚跟会不受控制地向外或向内倾斜，这些练习并非需要杜绝，但是练习时需要格外注意保持跟腱垂直于地面。这些体式包括《医学瑜伽》中的战士二式、三角伸展式、下犬式以及本书中的侧角伸展式。	在动作正确和运动量合适的情况下，练习《医学瑜伽》和本书中体式的人一般不会出现严重问题，但胫骨后肌腱炎患者例外。
扁平足（主要表现为足弓塌陷）	练习中要求双脚均站立在地上的体式是适合的，这样的体式包括但不限于《医学瑜伽》中的战士二式、三角伸展式、下犬式、侧角扭转式、站立前屈式，以及本书中的侧角伸展式、战士一式和战士三式。	婴幼儿或青春期的孩子就可以通过瑜伽有效矫正扁平足。即使是成年扁平足患者，也可以通过瑜伽逐渐练出健康的足纵弓。	在动作正确和运动量合适的情况下，练习《医学瑜伽》和本书中体式的人一般不会出现严重问题，但胫骨后肌腱炎患者例外。

健康问题	适合的体式	注意事项	危险的体式
脚部的肌腱炎			
跟腱疼痛	练习中能够拉伸跟腱的所有体式都是适合的，这样的体式包括但不限于《医学瑜伽》中的战士二式、仰卧手抓脚趾伸展式、下犬式，以及本书中的战士一式和半月式。	跟腱出现萎缩且伴随疼痛的情况下，你可以降低练习强度。我的经验是，在一开始练习的时候，跟腱可能会有轻微拉扯感或疼痛感，但习惯后将不再出现，第二天也不会感到任何不适。	在动作正确和运动量合适的情况下，练习《医学瑜伽》和本书中的体式一般不会出现严重问题。跟腱出现问题很少是因为练习瑜伽，反而是日常生活中错误的姿势对跟腱施加的压力更大。
腓骨肌腱炎	所有的站立体式都是适合的，这样的体式包括但不限于《医学瑜伽》中的树式以及本书中的半月式和鹰式。	某些体式会向腓骨肌腱施加压力，如《医学瑜伽》中的战士二式、侧角扭转式以及本书中的至善坐扭转式，这些体式并非需要杜绝，但是练习时必须确保大脚趾处的关节与地面完全接触，避免脚跟倾斜。	如果腓骨肌腱严重超负荷甚至撕裂，那么你必须始终使其处于不受力的状态，必要时应放弃瑜伽练习。
胫骨后肌疼痛（多由踝部屈肌腱滑膜炎引起）	练习中要求腿部以髋关节为轴主动向外旋转的站立体式是适合的，这样的体式包括但不限于《医学瑜伽》中的树式、战士二式、三角伸展式、侧角扭转式，以及本书中的侧角伸展式、战士一式、半月式、鹰式。	如果肌腱超负荷或部分撕裂（小于横截面的1/3），可以继续练习，但必须通过髋关节的主动外旋来减轻肌腱的负担，同时调整练习强度。	如果肌腱完全撕裂或撕裂超过1/3，请避免练习站立体式、使人持续感到疼痛的体式或其他对胫骨造成负担的体式。必要时应彻底放弃瑜伽练习，具体请听从医生的建议。
下半身的骨关节炎			
膝关节骨关节炎	所有站立体式（要求膝关节大幅度屈曲的情况除外）都是适合的，这样的体式包括但不限于《医学瑜伽》中的树式、三角伸展式、站立前屈式、侧角扭转式，以及本书中的侧角伸展式、战士三式。	注意不要让膝盖承受过大的负荷，以及过于激烈和突然地屈曲和旋转膝关节，应按照疼痛程度调整练习强度。如果练习者长期患有严重的关节炎，可能会因为突如其来的疼痛有跌倒的风险。在瑜伽垫上完成体式后站起来时，也可能会因为无法控制腿部导致摔伤，因此练习时要格外注意强度并加强保护措施。	练习中膝关节需要承受较大负荷且需要屈曲和旋转的体式是危险的，这样的体式包括但不限于《医学瑜伽》中的乌鸦式、半鱼王式、单腿鸽王式，以及本书中的金刚坐式、鹰式、牛面式、头到膝前屈伸展式、至善坐扭转式。

续表

健康问题	适合的体式	注意事项	危险的体式
跖趾骨关节炎	练习中要求整个脚掌扎根于地面的站立体式或脚部不承担压力的体式，这样的体式包括但不限于《医学瑜伽》中的树式、仰卧手抓脚趾伸展式、站立前屈式、犁式，以及本书中的战士三式、坐角式、鹰式、半月式、头到膝前屈伸展式。此外，练习中要求双手与脚接触的体式也推荐，这样的体式包括但不限于《医学瑜伽》中的仰卧手抓脚趾伸展式、半鱼王式、站立前屈式，以及本书中的坐角式、头到膝前屈伸展式、仰卧束角式。		练习中要求跖骨承受斜向压力或过度负荷的单腿站立体式是危险的，这样的体式包括《医学瑜伽》中的战士二式、三角伸展式、侧角扭转式以及本书中的侧角伸展式。此外，练习中足弓受压的体式也是危险的，比如《医学瑜伽》中木板式和本书中的金刚坐式。
踝关节磨损及踝关节炎	练习中要求用脚跟承担全部身体重量的所有体式（参见足外翻适合的体式）都是适合的。此外，练习中要求有针对性地伸展小腿肌肉的体式（参见跟腱痛适合的体式）也是适合的。	练习中要求脚踝承受斜向压力或过度负荷的体式，如《医学瑜伽》中的战士二式、三角伸展式、侧角扭转式以及本书中的侧角伸展式、金刚坐式，练习时要格外小心。	如果踝关节炎非常严重，练习者可能会因为突如其来的疼痛而泄力，有跌倒的风险，进行单腿练习（如本书中的战士三式）时尤其危险。
足部和膝部受伤后遗症			
交叉韧带撕裂	对交叉韧带撕裂的人来说，可以锻炼大腿肌肉的站立体式是适合的，这样的体式包括《医学瑜伽》中的战士二式、侧角扭转式以及本书中的战士一式、侧角伸展式和鹰式。	练习时，一定不能把高强度的压力全部施加给膝盖。如果膝盖过度负荷并且位置超过了脚尖，则意味着前交叉韧带承受着过大的压力。必要时可使用瑜伽带来辅助练习。	与日常活动（如下蹲、上下楼梯，尤其是下楼梯）或训练（慢跑）相比，练习瑜伽的运动量相对较低，因此没有需要特别避免的体式。
半月板病变（主要表现为半月板疼痛、肿胀和膝关节交锁）	练习中要求适度旋转和屈曲膝关节的站立体式是适合的，这样的体式包括《医学瑜伽》中的战士二式以及本书中的幻椅式、战士一式和侧角伸展式。	大幅度屈曲膝关节会使半月板受压，在练习如下体式时需要格外小心：《医学瑜伽》中的乌鸦式、骆驼式，本书中的头到膝前屈伸展式、至善坐扭转式。	膝关节在承受极大负荷的情况下剧烈地旋转对半月板伤害极大。如果发生急性半月板损伤，最好不要练习以下体式：《医学瑜伽》中的半鱼王式、单腿鸽王式以及本书中的金刚坐式、牛面式、鹰式。

续表

健康问题	适合的体式	注意事项	危险的体式
骨骼不正			
膝内翻和膝外翻（具体表现为膝关节无法并拢及膝关节并拢后两侧内踝无法靠近）	本书中的所有体式都可以有针对性地校正膝内翻和膝外翻。配合拉伸腿部的体式对整个下肢区域都很有益。	无论是练习鹰式还是树式，半月式还是战士式，如果你有膝外翻或膝内翻问题，直立时腿部可能会在不知不觉中摆出错误的姿势，所以在练习这些体式时需要格外注意。对于膝外翻，以有针对性的方式促使髋关节外旋很重要；对于膝内翻，则需要注意小腿的内旋。	在动作正确和运动量合适的情况下，练习《医学瑜伽》和本书中的体式一般不会出现严重问题。
髌骨脱位	练习中要求膝关节微屈、脚的位置稍微向内、大脚趾紧贴地面以及髋关节外旋的体式可以很好地防止髌骨脱位，这些体式包括但不限于《医学瑜伽》中的战士二式、侧角扭转式以及本书中的幻椅式、战士一式和侧角伸展式。	已经发生髌骨脱位的人练习时必须格外小心，在练习时膝关节过伸、髌骨内倾、大腿旋外不足是危险的，这些动作对于所有体式都是不正确的。必要时可使用瑜伽带来辅助。	在动作正确和运动量合适的情况下，练习《医学瑜伽》和本书中的体式一般不会出现严重问题。
下肢肌肉超负荷			
腓肠肌综合征	练习中要求膝关节屈曲的所有站立体式是适合的。注意，膝盖在脚上方的正确对齐可减轻膝盖内侧的鹅足腱的压力。	如果练习者有膝外翻问题，膝盖向内斜，脚轴朝外，这对膝盖的对齐要求更高，练习瑜伽时需要特别注意。膝盖内侧如果出现疼痛，则表明负荷过大。鹅足腱过度使用是最常见的疼痛原因，其他因素包括半月板问题（解决办法：避免转动）和骨关节炎（解决办法：减轻负荷）。	

健康问题	适合的体式	注意事项	危险的体式
梨状肌综合征	练习中能够有针对性地拉伸臀腿部的体式是适合的，这样的体式包括《医学瑜伽》中的快乐婴儿式的变式、半鱼王式、鳄鱼扭转式、单腿鸽王式。此外，练习中能够有针对性地强化臀腿部肌肉的体式也是适合的，这样的体式包括本书中的战士三式、半月式、牛面式、桥式、猫式、鹰式、侧角伸展式、坐角式。	萎缩而紧张的肌肉是容易疲劳的、虚弱的。对这样的肌肉来说，拉伤是不可避免的。《医学瑜伽》中的单腿鸽王式以及本书中的半月式和牛面式对于腿部的拉伸格外强烈，所以练习前要保证肌肉足够放松和有弹性。	在动作正确和运动量合适的情况下，练习《医学瑜伽》和本书中的体式一般不会出现严重问题。
髂胫束摩擦综合征（具体表现为膝关节和臀部外侧肌疼痛）	膝盖外侧的疼痛是由髂胫束超负荷和萎缩引起的，其主要原因很可能是髋部肌肉过于羸弱，致使膝关节和臀部外侧肌肉承受本不属于它们的压力。而练习中不对称的骨盆位置可以促进骨盆外侧扇形髋部肌肉的灵活性，对于缓解髂胫束摩擦综合征很有好处，这样的体式包括《医学瑜伽》中的树式、战士二式的变式，以及本书中的战士一式、战士三式、侧角伸展式、鹰式。		对髂胫束摩擦综合征患者来说，练习时会导致髂胫束超负荷的体式是危险的体式，比如本书中的半月式。
髋关节疾病			
髋关节炎	练习中深蹲较少的站立体式是适合的。髋关节炎患者适合的体式和注意事项与髂胫束摩擦综合征患者相同。	无论是哪个关节出现炎症，患者都需要在练习前对关节进行充分的热身，循序渐进，逐渐提高运动强度。如果练习瑜伽后夜间疼痛加剧，表明关节过度使用了。	患有严重髋关节炎的人，尤其是老年人，可能因为疼痛丧失对髋关节的控制，有跌倒、身体不适、患神经疾病的风险，而且练习垫上体式后站起来时也有跌倒的风险，因此这样的人应该放弃瑜伽练习。

健康问题	适合的体式	注意事项	危险的体式
髋关节撞击综合征 （具体表现为髋臼缘发生磨损或股骨头长出多余骨质）	对髋关节撞击综合征患者来说，练习中需要用到臀部肌肉和髋关节的体式不是问题，这样的体式包括《医学瑜伽》中的树式、战士二式、快乐婴儿式、单腿鸽王式以及本书中的战士一式、坐角式、猫式。但练习时需要注意，患病的髋关节应屈曲并主动外旋。	髋关节不应该突然剧烈地屈曲，如果你对身体有敏锐的感知，就可以明显感觉到突然屈曲髋关节时关节处的撞击、挤压或疼痛。重要的是避免股骨颈撞到髋臼边缘，练习以下体式时需要注意这一点：《医学瑜伽》中的下犬式、三角伸展式、半鱼王式、乌鸦式、鳄鱼扭转式、坐立前屈式，以及本书中的战士三式、半月式、牛面式、头到膝前屈伸展式。	内旋髋关节对髋关节撞击综合征患者来说是不利的。幸运的是，内旋髋关节的动作很少在瑜伽体式中出现，但鳄鱼扭转式是个例外。好在在这个体式中，髋关节承受的压力并不大，所以适度练习没有太大影响。错误地练习《医学瑜伽》中的三角伸展式和本书中的半月式对髋关节盂唇损伤和髋臼顶软骨损伤患者来说是非常危险的，如果不能确定动作绝对正确，应该放弃练习。
髋部肌无力	能够使股骨头和髋关节窝良好契合的站立体式是适合的，这样的体式包括《医学瑜伽》中的树式、战士二式、三角伸展式、侧角扭转式，以及本书中的战士一式、战士三式、侧角伸展式、半月式、鹰式。	在练习《医学瑜伽》中的树式、战士二式的变式以及本书中的战士三式、半月式时，需要格外注意骨盆位置。	在动作正确和运动量合适的情况下，练习《医学瑜伽》和本书中的体式一般不会出现问题。
骨盆疾病			
盆底肌无力	《医学瑜伽》和本书中几乎所有的体式都适合激活盆底肌。下面这些体式特别具有练习价值：《医学瑜伽》中的树式、乌鸦式、骆驼式和木板式，以及本书中的战士三式、半月式和鹰式。此外，能够使骨盆强烈不对称的体式对激活盆底肌也很有帮助，比如《医学瑜伽》中的战士二式、三角伸展式、侧角扭转式、半鱼王式、单腿鸽王式，以及本书中的半月式、至善坐扭转式和牛面式。	练习时应避免使腹部和臀部肌肉产生不必要的紧张感。长时间拉伸盆底肌会适得其反，从长远来看，这会大大降低盆底肌的弹性，因此练习应该适度。	
骨盆错位 （具体表现为骨盆骶髂关节错缝）	《医学瑜伽》中的树式、战士二式、三角伸展式、侧角扭转式和半鱼王式，以及本书中的战士一式、战士三式、侧角伸展式、至善坐扭转式、牛面式、半月式和鹰式，这些体式都可以使错位的骨盆恢复平衡。	80%的骨盆错位问题是脊柱侧弯或骶髂关节分离引起的，因此，练习时你关注的重点应该是脊柱和骶髂关节的正确姿势。	在动作正确和运动量合适的情况下，练习《医学瑜伽》和本书中的体式一般不会出现问题。

续表

健康问题	适合的体式	注意事项	危险的体式
骶髂关节炎	练习中要求骨盆两侧位置不对称的站立体式和坐姿体式都是适合的，这样的体式包括《医学瑜伽》中的树式、战士二式、侧角扭转式和半鱼王式，以及本书中的半月式、头到膝前屈伸展式、至善坐扭转式和鹰式。	练习中要求骶髂关节被动活动的体式，比如《医学瑜伽》中的三角伸展式、单腿鸽王式和本书中的牛面式对骶髂关节炎患者来说是个挑战，练习时应该量力而行。除了骶髂关节炎患者外，韧带松弛的人和关节僵硬的人以及未受过训练的老年人也应谨慎选择上述体式。	在动作正确和运动量合适的情况下，练习《医学瑜伽》和本书中的体式一般不会出现严重问题。
骶部问题			
腰椎前凸以及伴随腰椎前凸出现的问题	练习中要求上半身前屈的中低强度的体式是适合的，这样的体式包括《医学瑜伽》中的站立前屈式、坐姿前屈式以及本书中的头到膝前屈伸展式。此外，练习中要求在稳定的骨盆的基础上伸展髋关节的体式也很适合，比如《医学瑜伽》中的树式、战士二式、侧角扭转式，以及本书中的鹰式、战士一式和桥式。强健的腹部肌肉对腰椎来说也很重要，因此能够充分锻炼腹部肌肉的体式，如《医学瑜伽》中的木板式、骆驼式和本书中的半船式也值得推荐。虽然半船式对练习者的要求比较高，但效果也比较好。		在腰椎前凸且缺乏活动性的情况下进行的高强度前屈体式是危险的，比如《医学瑜伽》中的犁式。此外，所有会引发骶部疼痛的体式也应该避免。练习需要腰椎被动伸展的体式时也要小心，这样的体式包括《医学瑜伽》中的鳄鱼扭转式、眼镜蛇式、单腿鸽王式以及本书中的鱼式和后仰支撑式。
肌肉缺乏力量引起的骶部疼痛	练习中要求上半身挺直并向前倾斜的站立体式，比如《医学瑜伽》中的三角伸展式、侧角扭转式以及本书中的战士三式、侧角伸展式和半月式，这些体式可以有效增强腰部和臀部肌肉，因此是适合的体式。与其他常见的有氧与无氧运动相比，瑜伽中有更多不对称的体式，比如《医学瑜伽》中的三角伸展式、侧角扭转式、木板式、鳄鱼扭转式、站立前屈式、坐立前屈式和眼镜蛇式，以及本书中的半月式、头到膝前屈伸展式、至善坐扭转式、牛面式和鹰式。这些体式对于激活躯干侧面的肌肉很重要。	如果发生急性或亚急性腰椎间盘突出症，则绝对禁止在超负荷的情况下做前屈动作。腰椎间盘突出症初期最重要的征兆是咳嗽时骶部疼痛，而长期腰椎间盘突出症患者任何时候都感到骶部不适。	练习中要求上半身前屈且用手支撑地面来承担身体重量的体式，比如《医学瑜伽》中的乌鸦式、站立前屈式、坐立前屈式、犁式以及本书中的头到膝前屈伸展式，在练习这些体式时你容易不自觉地驼背，这对腰椎来说是十分危险的，所以要格外注意动作的正确性。如果由于生理问题确实无法做到背部挺直，那么有些体式对你来说是不推荐的，典型的如《医学瑜伽》中的下犬式和本书中的坐角式。

续表

健康问题	适合的体式	注意事项	危险的体式
红色警告	此条中列出了髋部出现怎样的问题时瑜伽老师应该引起警惕，包括咳嗽和打喷嚏时出现的明显的背部或腿部疼痛或夜间阵痛。此外，如果疼痛的同时还伴有嗜睡或局部丧失知觉，比起做瑜伽，应该先就医，并根据医嘱调整或停止练习。对最近发生事故（比如骨折）或患上骨质疏松症、肿瘤和一般的老年病的练习者来说也是同样的道理。	如果存在风险，请从低负荷的体式开始，并且建议使用辅助工具并逐渐提高练习强度。倒立体式和会使颈部强烈屈曲的体式（比如需要用肩膀支撑整个身体的体式）是最危险的体式。这就是为什么我们没有选择需要用头部和肩膀来支撑整个身体的体式作为医学瑜伽的体式，而是将其替换为更为温和的靠墙倒箭式（见《医学瑜伽》）。	就算"红色警告"中列出的症状在练习前没有出现，在练习过程中也有可能出现，所以一旦感到不适，你应该立即停止练习，采取放松的姿势并在必要时寻求专业人士的帮助。《医学瑜伽》中的犁式的风险是最大的。
腰椎间盘问题			
腰椎间盘退行性改变	对慢性腰椎间盘突出症患者来说，可以根据症状不同练习不同的体式，推荐的体式参见腰椎前凸和坐骨神经痛的相关内容。	曾经患有严重的腰椎间盘突出症的人并不是绝对禁止练习，但前提是必须完全治愈（至少两年不复发），同时要保证背部足够有力量。	练习中要求身体前屈的体式会对腰椎间盘施加向前的压力，对于曾经严重受伤的腰椎间盘非常危险（可能会导致腰椎间盘突出症复发），因此应该杜绝，这样的体式包括《医学瑜伽》中的仰卧手抓脚趾伸展式、下犬式、站立前屈式、坐立前屈式、犁式、三角伸展式、乌鸦式以及本书中的头到膝前屈伸展式。此外，练习中要求身体大幅度后弯的体式会压迫神经根，也应该避免，这样的体式包括《医学瑜伽》中的单腿鸽王式、眼镜蛇式、骆驼式和木板式。
急性腰椎间盘突出症		如果一条腿或手臂出现麻痹和感觉障碍，意味着你应该停止练习，及时就医。如果双腿、双臂甚至四肢出现麻痹和感觉障碍，可能是脊髓受压的表现，在这种情况下，你必须马上就医。	几乎所有的体式对急性腰椎间盘突出症患者来说都是危险的。

健康问题	适合的体式	注意事项	危险的体式
坐骨神经痛	练习中要求背部挺直的站立体式和坐姿体式是适合的，这样的体式包括《医学瑜伽》中的树式、战士二式、快乐婴儿式、靠墙倒箭式和半鱼王式，以及本书中的战士一式、战士三式、侧角伸展式、至善坐扭转式、牛面式和鹰式。	练习中身体向后发力可能会导致脊神经根受到压迫，以下体式应该注意练习强度，一旦出现不适应立即停止。这些体式包括《医学瑜伽》中的单腿鸽王式、眼镜蛇式、骆驼式和木板式，以及本书中的半船式和蝗虫式。	练习中要求身体前屈的负重体式对坐骨神经是有害的，甚至有造成腰椎间盘突出的风险，特别是如果体式中还同时有拉伸腿部后侧的动作时。这些体式包括《医学瑜伽》中的仰卧手抓脚趾伸展式、下犬式、站立前屈式、坐立前屈式、犁式和三角伸展式，以及本书中的头到膝前屈伸展式和坐角式。
椎骨问题			
椎小关节综合征	练习中要求骨盆端正、腰椎挺直、胸椎适度旋转的体式是适合的，这样的体式包括《医学瑜伽》中的侧角扭转式和半鱼王式以及本书中的战士一式和至善坐扭转式。《医学瑜伽》中的快乐婴儿式、靠墙倒箭式是练习上述体式后理想的放松体式。	在卧姿下后弯的体式练习时应该当心，这样的体式包括《医学瑜伽》中的单腿鸽王式、眼镜蛇式以及本书中的蝗虫式、鱼式和仰卧束角式。	练习中要求上半身由挺直进入后弯的体式是危险的，需要杜绝，比如《医学瑜伽》中的骆驼式。
椎管狭窄	所有能够对抗腰椎前凸的体式和所有要求身体前屈的体式都值得推荐，比如《医学瑜伽》中的站立前屈式、坐立前屈式以及本书中的头到膝前屈伸展式。	在练习某些体式时需要强健的腹部肌肉以防翻倒，这样的体式包括《医学瑜伽》中的木板式以及本书中的战士三式、半月式、猫式和后仰支撑式。如果你的腹部肌肉力量较弱，请谨慎选择这些体式。	练习中要求身体后弯的所有体式都是危险的，这样的体式包括《医学瑜伽》中的眼镜蛇式、骆驼式、单腿鸽王式以及本书中的蝗虫式、鱼式。腰椎间盘承受较大负荷的犁式也很危险。
椎体滑脱	练习中要求骨盆端正、腰椎挺直的体式是适合的，尤其是要求骨盆端正的站立体式特别推荐，这样的体式包括《医学瑜伽》中的树式、半鱼王式以及本书中的鹰式。能够拉伸臀部的体式也很推荐，比如《医学瑜伽》中的侧角扭转式、骆驼式以及本书中的战士一式、侧角伸展式和桥式。	在练习某些体式时需要强健的腹部肌肉以稳定骨盆，这样的体式包括《医学瑜伽》中的木板式、眼镜蛇式、骆驼式和单腿鸽王式以及本书中的战士三式、后仰支撑式、半船式。因此，如果你的腹部肌肉力量较弱，请谨慎选择这些体式。被诊断为椎体滑脱，并不一定只指处于椎体动态的"滑脱"状态，对80%的椎体滑脱患者来说，椎体其实是处于稳定状态的。对于瑜伽练习，这意味着：只要不极端地做后弯和前屈动作就不会出现严重问题。	

健康问题	适合的体式	注意事项	危险的体式
脊柱问题			
平背	练习中有前屈动作的体式是矫正平背的理想选择，比如《医学瑜伽》中的站立前屈式、坐立前屈式、犁式以及本书中的头到膝前屈伸展式。本书中的仰卧束角式也是适合的体式。	后弯对出现平背问题的人来说是非常困难的，做这个动作时需要注意运动强度和动作的正确性，涉及后弯动作的体式如《医学瑜伽》中的眼镜蛇式、鳄鱼扭转式、单腿鸽王式以及本书中的鱼式、桥式。	在动作正确和运动量合适的情况下，练习《医学瑜伽》和本书中的体式一般不会出现严重问题。
驼背	对胸椎有拉伸作用和（或）对肩胛带有横向拉伸作用的体式是适合的，这样的体式包括《医学瑜伽》中的战士二式、三角伸展式和侧角扭转式，以及本书中的战士一式、战士三式、坐角式、金刚坐式、蝗虫式、猫式、至善坐扭转式、牛面式和鹰式。		后弯是解决驼背问题的理想动作，前屈则容易带来风险，涉及前屈动作的体式如《医学瑜伽》中的下犬式、木板式、乌鸦式、站立前屈式、坐立前屈式以及本书中的头到膝前屈伸展式。在练习本书中的仰卧束角式时，注意头部位置一定不能太高。《医学瑜伽》中的犁式应该尽量避免，可以用压力较小的桥式替代。
脊柱侧弯	练习中要求不对称地活动脊柱的体式是适合的，这样的体式包括《医学瑜伽》中的战士二式、侧角扭转式、半鱼王式、鳄鱼扭转式以及本书中的战士一式、至善坐扭转式、半月式和鹰式。	脊柱侧弯矫正练习应该在侧弯方向的反方向进行。例如，当脊柱向右侧弯时，要通过向左转的半鱼王式进行矫正。	在错误的方向进行旋转的操作是危险的。
胸廓问题			
呼吸障碍（主要表现为吸气过少或过多）	练习中可使胸椎挺直、胸廓打开并增强膈肌的所有体式都是有帮助的，特别值得一提的是《医学瑜伽》中的半鱼王式、眼镜蛇式、单腿鸽王式以及本书中的侧角伸展式。此外，本书中的呼吸练习也有助于解决慢性阻塞性肺疾病。	瑜伽练习者经常会因为把"深呼吸"和"大口呼吸"弄混而导致呼吸过度，这会导致两种问题。①肺泡破裂，空气从肺部进入胸膜腔，出现气胸。典型的症状是局部的急性的或持续性的疼痛，可能还伴有呼吸困难。②长时间换气过度后，血液中的氧气量会急剧下降，导致缺氧。	患有器质性脑疾病（比如循环系统疾病或脑卒中）的人练习瑜伽是有风险的，这样的人应该放弃瑜伽练习。

续表

健康问题	适合的体式	注意事项	危险的体式
肋间神经痛	练习中同时有前屈、后弯和旋转动作的体式是适合的，比如《医学瑜伽》中的"提高胸部的灵活性"瑜伽序列中的体式。	在做所有前屈、后弯和旋转动作时都需要积极地伸展脊柱。必须将心脏疼痛与肺部疼痛和肋间神经痛区分开：后两个（通常称为"假性心脏痛"）往往伴有呼吸急促，而真正的心脏疼痛会有出冷汗和恐惧等表现。	
漏斗胸及伴随漏斗胸出现的衍生病痛	带有和不带有旋转动作的后弯体式对漏斗胸都很有帮助，比如《医学瑜伽》中的眼镜蛇式、单腿鸽王式以及本书中的后仰支撑式。可以打开胸廓和旋转胸椎的体式则非常适合鸡胸，比如《医学瑜伽》中的三角伸展式、侧角扭转式、木板式以及本书中的侧角伸展式、半船式、战士一式、猫式。	前屈体式有一定概率会增加漏斗胸的严重程度。如果实在想要练习，控制呼吸可以在有限的程度上抵消这种作用，在前屈时尤其需要注意呼吸。	在动作正确和运动量合适的情况下，练习《医学瑜伽》和本书中的体式一般不会出现严重问题。
肩-颈-头部肌肉性疼痛			
颈部肌肉痉挛	练习中能够放松肩颈肌肉、拉伸脊柱并促进头部端正的体式都是适合的，这样的体式包括《医学瑜伽》中的树式、快乐婴儿式、靠墙倒箭式、站立前屈式、半鱼王式以及本书中的至善坐扭转式、头到膝前屈伸展式和金刚坐式。	练习中要求用手臂支撑身体的体式对肩颈肌肉的要求很高，在练习时应该特别注意肩膀的正确位置和手臂在支撑时的正确发力，这样的体式包括《医学瑜伽》中的下犬式、眼镜蛇式以及本书中的猫式。	容易导致肩颈部肌肉过度负荷的体式最好避免，比如《医学瑜伽》中的木板式和本书中的后仰支撑式。练习中要求大幅度屈曲与拉伸颈部的体式对有肩颈肌肉痉挛问题的练习者来说也很危险，这样的体式包括《医学瑜伽》中的乌鸦式、犁式以及本书中的鱼式。注意，头晕和患有脑卒中的练习者如果出现了颈部肌肉痉挛，请降低练习强度，必要时放弃练习。

续表

健康问题	适合的体式	注意事项	危险的体式
头痛	练习中能够放松肩颈肌肉的体式（尤其是仰卧体式）是适合的，这样的体式包括《医学瑜伽》中的快乐婴儿式、靠墙倒箭式、鳄鱼扭转式以及本书中的仰卧束角式。		在需要身体前屈的体式中，因为重力的原因，肩颈会承受较大的压力，头部很难真正得到"放松"，前屈伴随的低头动作还有可能加剧阵发性头痛，所以应该避免，这样的体式包括《医学瑜伽》中的下犬式以及本书中的头到膝前屈伸展式。此外，练习中需要用手臂支撑的体式和要求颈部后弯的体式通常会导致颈部承受较大的压力，从而引发头痛，也应该避免，这样的体式包括《医学瑜伽》中的木板式、乌鸦式以及本书中的蝗虫式、半月式。
肩部肌肉痉挛	能够放松并打开双肩的所有体式都是适合的，这样的体式包括《医学瑜伽》中的快乐婴儿式、靠墙倒箭式、仰卧手抓脚趾伸展式、鳄鱼扭转式、半鱼王式、坐姿前屈式以及本书中的金刚坐式、猫式、坐角式和头到膝前屈伸展式。	练习中要求肩部高于头顶和手臂缠绕的体式对于肩部的要求较高，练习时请量力而行，这样的体式包括《医学瑜伽》中的战士二式以及本书中的战士一式和鹰式。	练习中需要从肩膀上获得很大力量的体式是危险的，这样的体式包括《医学瑜伽》中的下犬式、木板式、乌鸦式以及本书中的后仰支撑式。
颈椎问题			
颈椎间盘突出症	能够放松肩颈肌肉、避免手臂受压或被拉伸的体式是适合的，这样的体式包括《医学瑜伽》中的快乐婴儿式、靠墙倒箭式、仰卧手抓脚趾伸展式、半鱼王式以及本书中的金刚坐式、坐角式和至善坐扭转式。	急性颈椎间盘突出症患者应避免练习需要手臂发力（用手臂来支撑身体、手臂超过头顶或缠绕在一起）的体式，在过了急性期后可小心且逐渐增加运动量。	急性颈椎间盘突出症患者严禁使用颈椎，尤其是在负重状态下。《医学瑜伽》中的犁式、坐立前屈式和站立前屈式都应该避免。
颈椎关节炎	练习中要求头部保持端正并能强化颈部深层肌肉的体式是理想的选择，这样的体式包括《医学瑜伽》中的树式、侧角扭转式、半鱼王式以及本书中的战士三式、半月式、侧角伸展式、猫式、蝗虫式。		练习中必须用很大力量来稳定头部以抵抗重力的体式需要谨慎练习，这样的体式包括《医学瑜伽》中的乌鸦式、鱼式以及本书中的后仰支撑式。对患有器质性脑疾病（如循环系统疾病或脑卒中）的练习者来说，练习中要求颈部后弯和大幅度前屈的所有体式都会使颈椎处于受压状态，应该禁止练习，这样的体式如《医学瑜伽》中的犁式。

续表

健康问题	适合的体式	注意事项	危险的体式
颈椎损伤	急性期适合的体式参见颈椎间盘突出症的相关内容，慢性期适合的体式参见颈椎关节炎的相关内容。	加重颈椎损伤最重要的原因是驼背，尤其是伴随头部和肩膀向前移位以及肩膀耸起时，因此练习时要避免不自觉地驼背。在练习所有有颈部后弯动作的体式时，必须确保颈部深层肌肉有针对性地得到激活。	在颈椎上施加过度负荷的体式应禁止练习，这样的体式包括《医学瑜伽》中的乌鸦式、骆驼式、木板式、犁式以及本书中的后仰支撑式和桥式。
肩膀问题			
肩周炎	能够放松肩部肌肉的所有体式都是适合的，这样的体式包括《医学瑜伽》中的快乐婴儿式、靠墙倒箭式、树式、侧角扭转式、眼镜蛇式和半鱼王式，以及本书中的金刚坐式、坐角式和半船式。	哪怕是不伴有疼痛的肩周炎也有可能存在潜在问题，所以一定要注意练习强度，不能剧烈运动，否则轻则引发疼痛，重则导致灵活性丧失。如果你肩关节比较僵硬，不要强行活动肩关节，可先专注于呼吸练习和冥想。	
肩关节撞击综合征	练习中肩膀处于放松状态、不需要手臂支撑、手臂没有举过头顶的体式是适合的，这样的体式包括《医学瑜伽》中的靠墙倒箭式、快乐婴儿式以及本书中的金刚坐式、坐角式、至善坐扭转式、仰卧束角式和半船式。	肩关节撞击综合征患者一般可以耐受中低强度的支撑任务，有类似强度的体式如《医学瑜伽》中的侧角扭转式、眼镜蛇式。	大部分练习中要求手臂在头顶上方或身体后方以及手臂承受重压的体式是危险的，这样的体式包括《医学瑜伽》中的下犬式、骆驼式以及本书中的战士一式、侧角伸展式、鱼式、蝗虫式、后仰支撑式和牛面式。
肩关节脱位	练习中要求手臂在身体前方支撑的体式是理想的选择，这样的体式包括《医学瑜伽》中的乌鸦式、木板式、眼镜蛇式、单腿鸽王式以及本书中的猫式。	在练习手臂位于头顶上方的体式时，肌肉向后下方发力来稳定肱骨头至关重要。　手臂与身体后侧的距离越远，肩关节脱位的风险就越大。《医学瑜伽》中的骆驼式和本书中的半月式是手臂离身体后侧距离的临界点。	练习中要求双臂放在身体后方的体式是危险的，这样的体式包括本书中的蝗虫式、鱼式、桥式、后仰支撑式和牛面式。

健康问题	适合的体式	注意事项	危险的体式
颌部及手部问题			
磨牙症及与之相关的问题	可以放松身体的体式，注意在练习时保持双唇紧闭、舌头顶住上腭、下腭自由放松，并在上下排牙齿之间留出一个小指宽的空间。推荐《医学瑜伽》中的靠墙倒箭式、快乐婴儿式、站立前屈式以及本书中的金刚坐式、至善坐扭转式、仰卧束角式。	训练有素的瑜伽老师可以很容易地通过咀嚼肌是否肥大来辨别学员是否有磨牙症——两个有力的像仓鼠一般的脸颊是磨牙症的典型特征。眼周的神经性肌肉抽搐通常也是磨牙症的一个外在表现。	咀嚼肌是人体中最强的肌肉之一，它甚至可以压碎牙齿和颌骨关节。打呵欠和深呼吸时舌头外伸、嘴巴最大程度张开是危险的，可能会导致以前受损的颞下颌关节脱臼。
指关节炎及与之相关的问题	双手与地面或身体接触的体式有利于构建平坦而有力的手弓（但前提是双手应该均匀地承受负荷，且负荷不应过大），这样的体式是适合的，包括《医学瑜伽》中的半鱼王式、靠墙倒箭式、鳄鱼扭转式（手掌朝下）、眼镜蛇式、单腿鸽王式、侧角扭转式以及本书中的半月式、半船式、至善坐扭转式、鱼式、猫式和仰卧束角式。	如果拇指的掌指关节有炎症，则必须调整所有支撑体式的负荷分布。小指一侧承受压力可以减轻拇指的负荷。瑜伽砖和瑜伽带有助于减轻手和手指的负荷。	如果手指出现疼痛，应该立刻停止练习。
腕关节问题	无须用手来支撑的体式是完全没有问题的。此外，如果腕关节允许，有些需要用手来支撑的体式也可以练习，前提是手承受的负荷不要太大。适用于这两种情况的体式包括《医学瑜伽》中的眼镜蛇式、单腿鸽王式以及本书中的牛面式、桥式。	《医学瑜伽》中的下犬式虽然需要用到腕关节，但是因为腕关节承受的压力不大，所以可以在通过训练逐渐增强腕关节的承受力后练习这一体式。对本书中的猫式来说，受力的大小不重要，需要注意的是练习时要将重心向后移，轻柔地拉伸身体。	练习中腕关节负荷较大以及以腕关节支撑为结束姿势的体式是危险的，这样的体式包括《医学瑜伽》中的木板式、乌鸦式以及本书中的后仰支撑式。